Maria-E. Lange-Ernst

Depressionen und Angsterkrankungen wirksam behandeln

- Medizinische Grundlagen verständlich erklärt
- Wirksame Naturheilverfahren und Selbsthilfemaßnahmen
- Exklusiv: Zusatzinformation im Internet
  über almeda.de

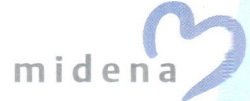

midena

Inhalt

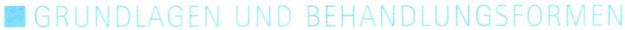 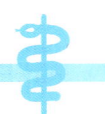

ALTERNATIVE HEILMETHODEN & SELBSTHILFE

AKTUELLER SERVICE

Wenn die Seele sich wehrt ...

Liebe Leserin, lieber Leser,

wer von Ihnen kennt es nicht, das Gefühl, ausgebrannt und leer zu sein? Wer von Ihnen kennt nicht diese Phasen, wo alles hoffnungslos erscheint, die Angst sich breit macht, einfach alles nicht mehr zu schaffen? Misserfolge im Beruf und offenkundige Pechsträhnen, partnerschaftliche oder familiäre Schwierigkeiten, Stress in seiner negativen Variante, finanzielle Engpässe und begründete Ängste drücken mehr oder minder heftig auf die Stimmung. Phasen der Überforderung und Niedergeschlagenheit, Empfindungen von Freudlosigkeit und Müdigkeit gehören zu den Befindlichkeiten vieler Menschen. So sind Gefühle der Erschöpfung, mangelndes Selbstbewusstsein oder der Eindruck innerer Leere sicher vielen von Ihnen bekannt.

Wir leben in einer Leistungs- und Stressgesellschaft, in der Begriffe wie Muße und Entspannen wie seltene und schützenswerte Pflanzen fast unbemerkt zu Grabe getragen wurden. Selbst in der Freizeit beherrscht Tempo unser Leben. Wen wundert es, dass dieses ständige Getriebensein und die fehlenden Momente der Entspannung auf die »Seele schlagen«? Ganz allmählich und fast unbemerkt – erste Erschöpfungsanzeichen werden meist nicht ernst genommen – untergräbt dieser naturferne Lebensstil die Gesundheit.

Millionen von Menschen leiden in Deutschland unter Angsterkrankungen oder Depressionen. Trotzdem begegnet man den psychischen Erkrankten immer noch mit Unverständnis und Ablehnung. Die Betroffenen müssen sich nicht nur mit ihren seelischen und körperlichen Missempfindungen, sondern zudem mit deren Tabuisierung im sozialen Umfeld und in der Gesellschaft auseinander setzen. Zu den Beschwerden kommt meist das Gefühl, nicht verstanden zu werden und für sich und seine Umgebung keine richtige Erklärung der Beschwerden zu haben. Der Betroffene hat häufig den Eindruck, kein »richtiger« Kranker zu sein, weil kein organischer Befund vorliegt. Wie soll man Freunden und Angehörigen erklären, dass man sich häufig müde und kraftlos fühlt oder Angst hat, das Haus zu verlassen? Auch Familienangehörige und engste Freunde sind oft überfordert. Sie können sich die seelischen Veränderungen nicht erklären und sind somit außer Stande, echte Hilfe zu leisten. Darüber hinaus gilt heute noch immer das Vorurteil: Wer einen Neurologen, Psychiater oder Psychotherapeuten aufsucht, ist »verrückt«. Dadurch wird ein seelisches Leiden keineswegs als wichtiges Signal oder berechtigter Hilfeschrei, sondern vielmehr als Schande gewertet, von der niemand etwas wissen soll. Den Betroffenen wird es dadurch noch schwerer gemacht, sie leiden nicht selten unter Schuldgefühlen.

Obwohl Millionen von Menschen an Angstzuständen oder depressiven Verstimmungen erkranken, werden seelische Leiden von der Gesellschaft immer noch tabuisiert.

Krankheiten der Seele sind unbequem und passen offenbar nicht in das Bild einer auf Erfolg programmierten Leistungsgesellschaft. Doch nicht jede Angst ist krankhaft und nicht jede Traurigkeit ist ein Zeichen für eine Depression. Erst wenn die Ängste die Lebensqualität einschränken, weil sie überhand nehmen, erst wenn die Niedergeschlagenheit länger anhält, das Grübeln den Ablauf von Tag und Nacht bestimmt und das Leben über Tage und Wochen hinweg nicht mehr sinnvoll erscheint, sollte eine Angsterkrankung oder Depression in Erwägung und der Hausarzt um Rat gefragt werden.

Dieser Ratgeber soll Ihnen dabei helfen, die Ursachen der Entstehung von Angsterkrankungen und Depressionen besser zu verstehen und damit zielgerichteter mit Betroffenen umgehen zu können. Darüber hinaus erhalten Sie Fragebögen für einen Selbsttest an die Hand; weiterführende Adressen, bei denen Sie Rat und Hilfe finden, stehen im Anhang des Buches.

München, im Winter 2000
Maria-E. Lange-Ernst

Angsterkrank verschwiegen und vedrängt

Angst ist ein absolut normales und natürliches Gefühl, das für uns lebenswichtig ist. Ein Mensch, der keine Angst empfände, würde in ständiger Lebensgefahr schweben. Die gezielte Furcht hält uns davon ab, uns in Situationen zu begeben, die eine Bedrohung für unser Wohlbefinden bedeuten und die wir nicht bewältigen können. Anders ist es mit unbestimmten, »diffusen« Ängsten, die nicht an einen konkreten Auslöser gebunden sind, und Phobien, den Ängsten vor konkreten Objekten und Situationen. Wenn so ein Angst-Zustand über Wochen und Monate andauert, löst er meist auch körperliche Probleme aus. Wenn Ängste erst unser Leben bestimmen, wenn sie nicht mehr kontrollierbar sind und die Zukunft düster erscheint, hat die Angsterkrankung von uns Besitz ergriffen: Sie ist eine ernst zu nehmende Erkrankung, die behandelt werden muss.

ungen – erlitten,

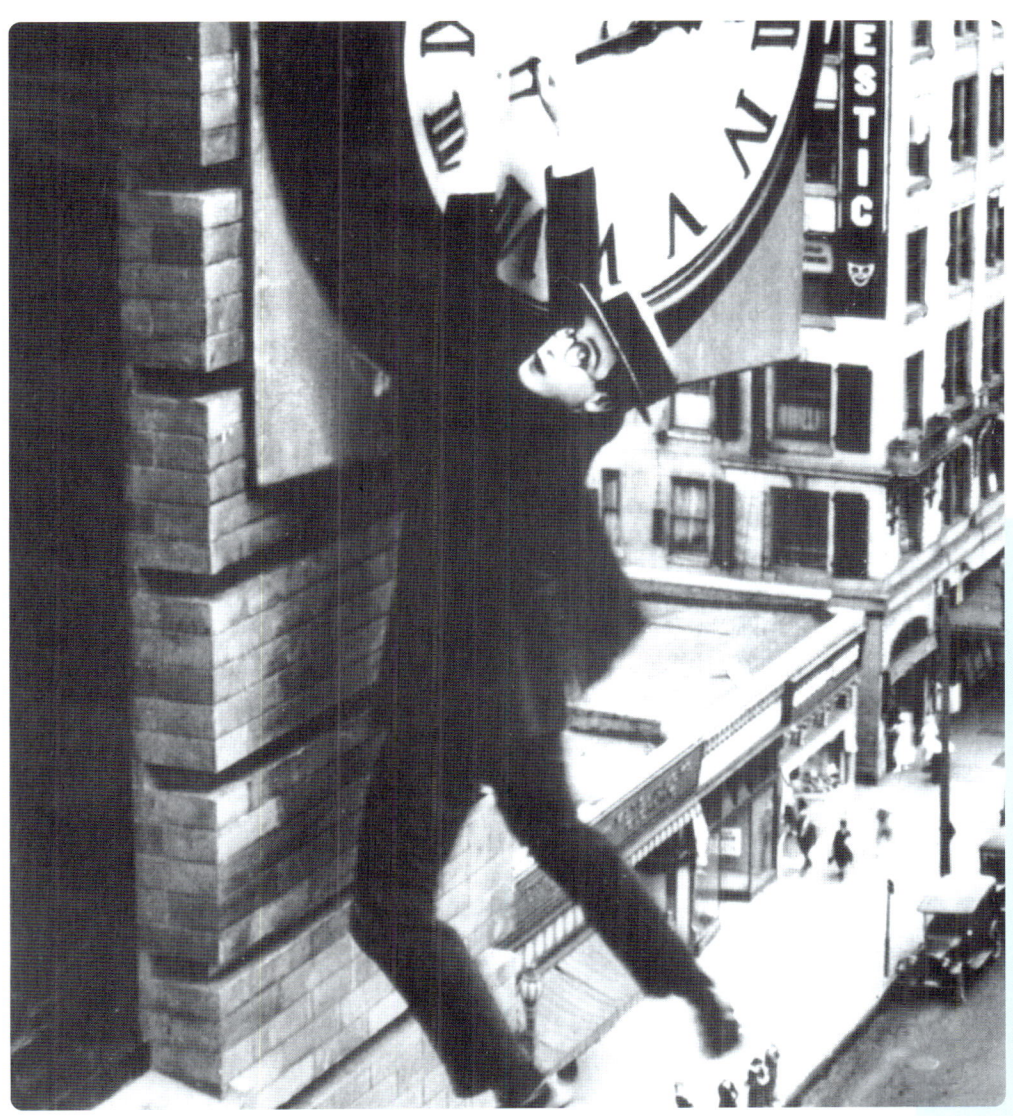

Angst als Ausdruck einer seelischen Krankheit

Es ist schwierig, eine Grenze zwischen normaler und behandlungsbedürftiger Angst zu ziehen. Zum einen ist sie ein Zentralerlebnis des Menschen und gehört ähnlich wie der Schmerz zu unserer Existenz. Reale Angst hat eine wichtige Signalfunktion. Das Erleben und Erfahren von Angst spielt eine entscheidende Rolle für die Persönlichkeitsentwicklung eines jeden Menschen. Anders sieht es aus, wenn Ängste unser Leben dominieren.

Unsere moderne Leistungs- und Stressgesellschaft ist ein Lebensraum bzw. Biotop für wachsende Ängste. Sie können eine ganz entscheidende Vorgabe für das Entstehen einer Angsterkrankung, aber auch für Depressionen sein. Etwa acht Millionen Deutsche leiden mittlerweile an Angstzuständen und Panikattacken.

Wenn Ängste das Leben und Handeln bestimmen, liegt eine ernst zu nehmende Erkrankung vor, die behandelt werden muss.

Was sind die Ursachen?

Die Ursachen einer Angsterkrankung können sehr komplexe seelische Konflikte sein, die sich von Patient zu Patient unterscheiden. Viele Menschen fühlen sich heute beruflich und familiär überlastet. Alltägliche Probleme und Situationen können, wenn diese Überbelastung länger andauert, zu ängstlicher Anspannung, Besorgnis und

KÖRPER UND SEELE BILDEN EINE EINHEIT

Angst ist ein Leitsymptom zahlreicher unterschiedlicher körperlicher wie psychischer Erkrankungen, also ein psychosomatischer Vorgang. Der Begriff Psychosomatik setzt sich aus psyche *(Seele) und* soma *(Körper) zusammen. Bei ganzheitlicher Betrachtung vernetzt der Organismus wie ein sensibles Koordinierungssystem psychische und somatische Abläufe. Das heißt, Körper und Seele befinden sich in einem ständigen Wechselspiel.*

Unruhe führen. Viele Menschen versuchen diese Ängste zu verdrängen, beruhigen sich mit Medikamenten oder Alkohol, statt darüber zu reden. Wenn die Befürchtungen überhand nehmen, stellen sich meist auch körperliche Beschwerden ein: Schlafstörungen, Herzrasen, Schwindel, Magenbeschwerden oder Schweißausbrüche. Wenn Sorgen und Ängste mit körperlichen Angstsymptomen einen Teufelskreis bilden, in dem man sich gefangen fühlt, liegt eine Angsterkrankung vor, die auf jeden Fall behandelt werden muss.

Andauernde Angstzustände und damit einhergehende körperliche Beschwerden sollten stets ernst genommen werden. Der reichliche Genuss von Alkohol verschlimmert das Problem nur.

Die Gesichter der Angst

Die somatischen, also körperlichen Ausdrucksformen und Störungen im Verlauf eines Angstzustandes können praktisch jedes Organ einbeziehen. Angst macht krank. Sie äußert sich durch Atemnot, Herzrasen, Engegefühl in der Brust, Magenbeschwerden und psychische Reaktionen wie Gereiztheit, Nervosität, Aggression, Konzentrations- und Leistungsschwäche.

Neben einer ererbten Bereitschaft zur Ausbildung krankhafter Angstzustände sind die individuelle Entwicklung des Menschen in der Kindheit sowie seine berufliche Belastung, die Reizüberflutung in unserer Gesellschaft und Stress in seiner negativen Variante als auslösende Faktoren zu nennen. Ein Übriges tut der Verlust familiärer Strukturen. Er ist immer mit einer Minderung an Geborgenheit und Sicherheit verbunden.

Individuelles Wohlbefinden ist eine wesentliche Voraussetzung für Gesundheit. Mediziner können eine Vielzahl von Erkrankungen genau diagnostizieren. Dagegen wird Gesundheit global betrachtet, und es wird ohne weitere Differenzierung entschieden, ob sie vorhanden ist oder nicht.

Passives Ertragen von Ängsten, aber auch schlichtes Verdrängen oder diszipliniertes Unterdrücken verschaffen allenfalls kurzfristig Erleichterung. Wenn Angstzustände bei Betroffenen oder deren Angehörigen übermächtig werden und länger anhalten, sollte man aktiv werden. Es gibt Lösungsangebote. Fachliche Hilfestellung leisten Ärzte, Therapeuten und Selbsthilfegruppen. Ganz besonders wichtig sind daneben Fürsorge, Akzeptanz und Verständnis von Lebenspartnern, Freunden und Familienangehörigen.

Das Problem: Nur etwa 20 Prozent aller behandlungsbedürftigen Angstpatienten bemühen sich um ärztliche oder therapeutische Hilfe. Von ihren Mitmenschen bekommen sie häufig nur den Rat: »Reiß dich zusammen« oder »Stell dich nicht so an«. Das ist ein völlig falscher Ansatz! Angstpatienten brauchen eine angemessene Beratung und Behandlung.

Gut gemeinte Ratschläge wie die Aufforderung, sich nicht so hängenzulassen, sind völlig fehl am Platz und für den Betroffenen keine Hilfe.

Soweit die Angst auf bedrückenden Dauerstress, berufliche, private oder finanzielle Probleme zurückzuführen ist, können diese unterschiedlichen Auslöser aufgespürt werden. Zum Problem wird Angst, wenn sie sich verselbstständigt und in Situationen auftritt, in denen wir uns eigentlich sicher fühlen müssten.

Die generalisierte Angst

Fehlt eine direkte Begründung für einen wochen- und monatelang anhaltenden ängstlichen Zustand, wird von generalisierter Angst gesprochen. Ihre Ausdrucksformen werden in vier Kategorien unterteilt:

1. Motorische Spannung: Sie macht sich durch Muskelschmerzen, Zuckungen und die Unfähigkeit zur Entspannung – selbst bei großer Müdigkeit – bemerkbar.

2. Nervosität: Diese unangenehme Empfindung geht mit Herzklopfen, Pulsrasen, übermäßigem Schwitzen, Gliederkribbeln, Schwindel, Klammheit und dem Empfinden einher, den bewussten Kloß im Hals zu haben. Vielfach stellen sich Magenbeschwerden, verstärkter Harndrang und Durchfall ein.

3. Ständige Furcht vor Bedrohung: Wenn vermeintliche Gefahren den Alltag bestimmen und ständige Ängste vor Krankheiten, Um-

weltereignissen und Unfällen das Denken der Betroffenen beherrschen, ist von einer Angsterkrankung auszugehen.

4. Überwachsamkeit: In diesem Fall fühlen sich die Betroffenen gezwungen, ständig »auf Draht« zu sein. Das Konzentrationsvermögen ist vermindert. Reizbarkeit und Ungeduld bis hin zu aggressiven Ausbrüchen werden zur Lebenshaltung.

Allgemein gilt: Menschen, die sich mit einer generalisierten Angst herumplagen, klagen über schlechten Schlaf, haben häufig einen weinerlichen Gesichtsausdruck und fallen durch unbewusstes Seufzen auf. Diese Form der Angst entwickelt sich häufig schon bei jungen Erwachsenen. Sie birgt meist das Risiko einer Flucht in Alkohol oder Drogen mit sich.

Die generalisierte Angsterkrankung kann sich auf unterschiedliche Weise äußern. Wesentliches Symptom ist eine anhaltende Angst, der kein konkreter Anlass zugrunde liegt.

GENERALISIERTE ANGSTSTÖRUNG: KLINISCH-DIAGNOSTISCHE LEITLINIEN

»Das wesentliche Symptom ist eine generalisierte und anhaltende Angst, die aber nicht auf bestimmte Situationen in der Umgebung beschränkt oder darin nur besonders betont ist, das heißt, sie ist frei flottierend. Wie bei anderen Angststörungen sind die hauptsächlichen Symptome sehr unterschiedlich, aber Beschwerden wie ständige Nervosität, Zittern, Muskelspannung, Schwitzen, Benommenheit, Herzklopfen, Schwindelgefühle oder Oberbauchbeschwerden gehören zu diesem Bild. Häufig werden Befürchtungen geäußert, der Patient selbst oder ein Angehöriger könnten demnächst erkranken oder verunglücken, sowie eine große Anzahl anderer Sorgen und Vorahnungen. Diese Störung findet sich häufiger bei Frauen, oft in Zusammenhang mit langdauernder Belastung durch äußere Umstände. Der Verlauf ist unterschiedlich, tendiert aber zu Schwankungen und Chronifizierung.« (aus: Internationale Klassifikation der Diagnosen aller erfassten Erkrankungen der Weltgesundheitsorganisation 1992; ICD 10)

Grundlagen & Behandlungsformen

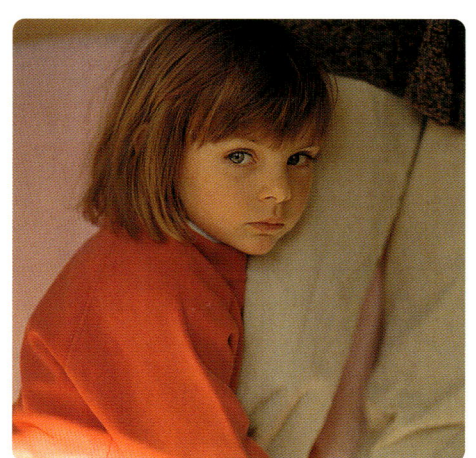

Angstzustände bei Kindern

Viele Kinder leiden unter Ängsten, die weder von Eltern noch von Lehrern als solche erkannt werden. Diese Ängste können durch frustrierende Erfahrungen wie die Trennung der Eltern, ungelöste Konflikte in der Familie, Verständigungsschwierigkeiten mit Erwachsenen und vor allem durch Erfolgszwang in der Schule

Ängste bei Kindern können unterschiedliche Auslöser haben und sich in ganz verschiedenen Symptomen äußern.

ausgelöst worden sein. Aufregende und brutale Fernsehsendungen führen ebenso zu charakteristischen Angstphasen in bestimmten Altersstufen. Die Symptome sind unterschiedlich, meistens gehen sie mit Schlafstörungen, Furcht vor fremder Umgebung und unbekannten Menschen sowie zwanghaftem Spielverhalten einher. Häufig werden Scheu, Trennungsangst, Weinerlichkeit und übermäßige Ängstlichkeit beobachtet. Viele Eltern lassen sich von der verbreiteten Meinung leiten, Kinderängste seien vorübergehende Spinnereien. Anstatt mit den Kindern zu reden oder ärztlichen Rat einzuholen, werden die Symptome negiert. Bei besonders sensiblen Kindern können derartige Maßnahmen zur »Abhärtung« bleibende Angstneurosen hinterlassen. Länger anhaltende Ängste bei Kindern müssen unbedingt ernst genommen werden. Der Kinderarzt kann umso besser weiterhelfen, je zeitiger eine Behandlung einsetzt.

Phobien – Ängste gegen jede Vernunft

Phobien werden Ängste genannt, die sich in bestimmten Situationen oder vor Objekten einstellen. Man spricht auch von zwanghaften Befürchtungen. Menschen, die unter einer Phobie leiden, wissen meist,

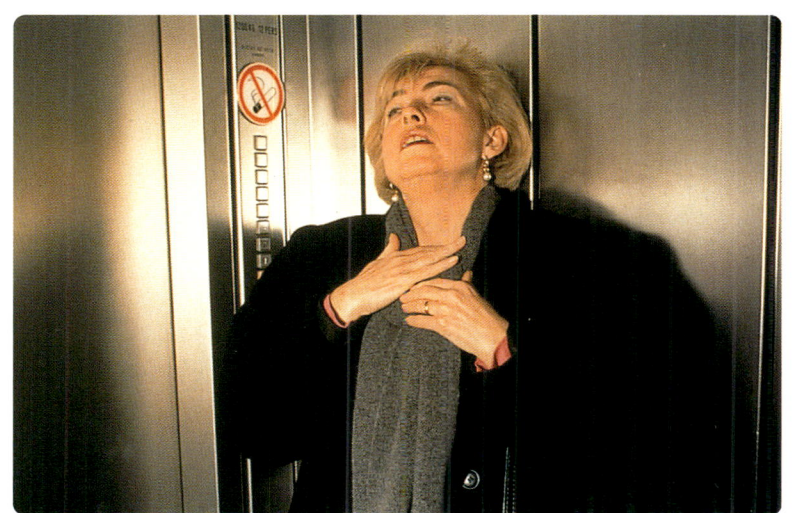

Die Angst vor geschlossenen Räumen (Klaustrophobie) macht es manchen Menschen unmöglich, einen Lift zu benutzen.

wie unsinnig ihre Ängste und Befürchtungen sind. Sie sind aber nicht in der Lage, sich dagegen zu wehren.

Da gibt es das beklemmende Gefühl der Verlassenheit oder des Ausgeliefertseins in einer Menschenmenge oder im Verkehrstrubel. Es handelt sich dabei um die so genannte Platzangst oder Agoraphobie. Chronische Ängste bedeuten für den Betroffenen meist eine erhebliche Einschränkung der Lebensqualität. So sind »Agoraphobiker«, die Angst vor weiten Plätzen oder Menschenmassen haben, im schlimmsten Fall nicht mehr in der Lage, ihre Wohnung zu verlassen. Nur in ihren eigenen vier Wänden, in ihrer überschaubaren Welt, können sie noch leben.

Eine weitere Form ist die soziale Phobie, die vermeintliche Bedrohung, sich vor Mitmenschen bloßzustellen oder zu blamieren. Das Betreten eines Restaurants oder die Benutzung einer öffentlichen Toilette wird bereits zu einer unüberwindlichen Hürde.

Die seltener vorkommende Klaustrophobie meint die Angst vor geschlossenen Räumen mit dem Gefühl des Eingesperrtseins. Sie spielt etwa bei der Flugangst eine Rolle und hindert Betroffene daran, mit einem Lift zu fahren. Außerdem gibt es ganz spezielle Ängste vor Tieren, insbesondere Hunden, Spinnen oder Schlangen, vor Wasserflächen, hohen Türmen, Gebäuden und Bergen.

Typische Symptome bei Angsterkrankungen

Fragt man Ärzte, so erfährt man, dass Angstzustände sich bei vielen Patienten vor allem in körperlichen Symptomen äußern. In der Praxis klagen diese nicht darüber, dass sie unter Ängsten leiden, sondern beschreiben in vielen Fällen zunächst ihre unterschiedlichen körperlichen Beschwerden.

Ein Arzt wird oft erst dann aufgesucht, wenn die körperlichen Beschwerden der Angsterkrankung überhand nehmen und zur Belastung werden.

Insbesondere Männer neigen dazu, die körperlichen Missempfindungen zu betonen und in den Vordergrund zu stellen. Erst nach intensiverer Befragung durch den behandelnden Arzt räumen sie ein, unter Druck, beruflichem Stress und anhaltenden Belastungssituationen zu leiden. Das sind beispielsweise ein erlittener oder befürchteter Verlust, Stimmungsschwankungen, Antriebslosigkeit und Erschöpfung bis hin zum Gefühl eines vollkommenen Ausgebranntseins (Burnout-Syndrom).

Körperliche Symptome sind also ein bevorzugter Anlass, der Patienten mit Angst-, Spannungs- und Unruhezuständen den Arzt aufsuchen lässt. Diese können praktisch jedes Organ oder Organsystem einbeziehen.

Typische somatische Symptome bei Angsterkrankungen sind:
- Sensorische somatische Symptome wie Tinnitus (Ohrgeräusche), Kribbeln, Hitzewallungen und Schwächegefühl
- Ein- und Durchschlafstörungen, frühes Erwachen
- Gastrointestinale (Magen-Darm-Trakt) Beschwerden wie Übelkeit, nahrungsabhängige Schmerzen, Schluckbeschwerden, Erbrechen, Völlegefühl, Durchfall und Verstopfung

- Herz-Kreislauf-Beschwerden wie Herzrhytmusstörungen, Herzrasen, Atemlosigkeit, Gefäßpochen, Ohnmachtsgefühle, Brustenge und Schwindel
- Muskuläre somatische Symptome wie Muskel- und Kopfschmerzen sowie allgemein unklare Schmerzzustände, Muskelverspannungen, Zähneknirschen und generell erhöhter Muskeltonus
- Urogenitale Beschwerden wie Reizblase, häufiges Wasserlassen, Harndrang, Libidoverlust

Hinweise auf die psychischen Ursachen somatischer Symptome ergeben sich häufig aus der Vielzahl der verschiedenen Ausdrucksformen körperlicher Beschwerden.

Die wesentlichen seelischen Symptome bei Angsterkrankungen sind:
- Bedrückende Angst
- Nervöse Unruhe
- Anhaltende Spannung
- Niedergeschlagenheit
- Beeinträchtigungen der intellektuellen Leistungsfähigkeit

Nicht nur die Sorge vor, sondern auch die Reaktion auf einen bereits eingetretenen Verlust rufen nervöse Angst-, Spannungs- und Unruhezustände hervor. Als kognitive (das Denken betreffende) Beeinträchtigungen treten im Verbund mit der Angstkrankheit Störungen im Bereich des Gedächtnisses und der Konzentrationsfähigkeit auf.

Diagnose Angsterkrankung?

Wenn es um die therapeutischen Behandlungsangebote geht, sind Angstzustände von endogenen Depressionen (siehe Seite 40) zu unterscheiden. Oft ist bei endogenen Depressionen die Angst mit starker innerer Unruhe verbunden, nicht selten steigert sich die Angst bis hin zu Panikattacken. Klagt ein Hilfesuchender zum Beispiel vor allem über Ängste, muss der Hausarzt oder Psychiater im Patient-Arzt-Gespräch herausfinden, ob diese Symptome Zeichen einer Angststörung oder einer Depression sind.

Folgender Fragebogen dient als Hilfestellung bei der Abklärung von reaktiven nervösen Angst-, Spannungs- und Unruhezuständen. Je häufiger eine Frage mit »ja« beantwortet wird, umso wahrscheinlicher ist die Diagnose: Angsterkrankung.

- Erwarten Sie oft ein schlimmes Ereignis?
- Haben Sie Angst vor Veränderungen und Trennungen?
- Fürchten Sie sich im Dunkeln, vor dem Alleingelassenwerden, vor Fremden oder vor Menschenmengen?
- Fühlen Sie sich häufig angespannt, erschöpft, überlastet und haben Sie oft oder dauernd ein Gefühl der Unruhe?
- Können Sie schlecht einschlafen?
- Wachen Sie nachts häufiger auf? Fühlen Sie sich nach dem Aufwachen meist abgeschlagen?
- Haben Sie Konzentrationsschwierigkeiten und ist Ihr Gedächtnis schlechter geworden?
- Können Sie sich noch an Ihrer Arbeit und an Ihren Hobbys freuen?
- Haben Sie einen schnellen Herzschlag, fühlen Sie manchmal ein Aussetzen des Herzschlages sowie Brustschmerzen?
- Haben Sie ein Druck- und Engegefühl in der Brust?
- Leiden Sie unter Bauchschmerzen, Schmerzen vor oder nach dem Essen, Sodbrennen, Magenbrennen, Übelkeit, Erbrechen, Durchfall sowie Gewichtsverlust?
- Empfinden Sie sexuelle Gleichgültigkeit?
- Leiden Sie unter Mundtrockenheit, kalten und feuchten Händen sowie Schwindel und Benommenheit?

Die Beantwortung dieser Fragen sowie eine eingehende Untersuchung und das ausführliche Arzt-Patienten-Gespräch tragen dazu bei, die nervösen Angst-, Spannungs- und Unruhezustände gegenüber einer endogenen Depression abzugrenzen und damit die entsprechende Therapie einleiten zu können.

⭐ **Expertentipp**

Bevor eine entsprechende Therapie eingeleitet werden kann, muss vom Arzt abgeklärt werden, ob es sich um eine Angsterkrankung oder um eine endogene Depression handelt.

ANGSTERKRANKUNG UND DEPRESSION

Im Gegensatz zu den nervösen Angst-, Spannungs- und Unruhe-zuständen, die als Reaktion auf Überlastung, Verlust oder auf ein anderes traumatisches Erlebnis entstehen, ist die depressive Ver-stimmung als Leitsymptom der endogenen Depression unmoti-viert. Die Betroffenen geben an, nicht traurig, sondern versteinert, gleichgültig, leer, unlebendig, innerlich tot und ausgebrannt zu sein. In ausgeprägten Fällen erscheint der eigene Zustand aus-sichtslos, das Weiterleben sinnlos und der Suizid, also die Selbst-tötung, der vermeintlich letzte Ausweg.

Wie kann die Angsterkrankung behandelt werden?

Wie bei der Depression (siehe Seite 52) gibt es mehrere Möglichkei-ten, eine Angsterkrankung zu behandeln. Je nach Schweregrad kom-men dafür Medikamente – Psychopharmaka oder Phytopharmaka – in Frage. Um den Ursachen für die Ängste auf den Grund zu gehen, erweist sich im Allgemeinen eine psychotherapeutische Behandlung als sinnvoll.

Zur Behandlung von Angsterkrankungen steht dem Arzt eine Reihe von Psycho- und Phyto-pharmaka zur Verfügung.

Die Behandlung mit Medikamenten

Die wichtigste Voraussetzung, Angstzuständen zu begegnen, ist selbstverständlich die richtige Diagnose. Der Arzt entscheidet, ob eine medikamentöse Behandlung erforderlich ist. Sie richtet sich immer nach dem Schweregrad der Erkrankung. Schwere Angstzustände las-sen sich mit Benzodiazepinen vorübergehend behandeln. Jedoch ist Vorsicht geboten, da sie ein hohes Abhängigkeitspotenzial besitzen (siehe auch Kasten Seite 18). Ebenso helfen Antidepressiva sowie Be-tablocker. Letztere werden meistens bei stressbedingten Angstzu-ständen eingesetzt.

BEI MEDIKAMENTEN IST VORSICHT GEBOTEN

Präparate mit Benzodiazepinen sind für Jugendliche unter 18 Jahren nicht geeignet! Außerdem verbietet sich die Anwendung bei Leberschäden und einem hohen individuellen Abhängigkeitsrisiko. Für Antidepressiva gilt: Sie erzeugen meist Übelkeit, Schläfrigkeit und Kopfschmerzen sowie eingeschränktes Reaktionsvermögen. Antidepressiva sind für Kinder und Jugendliche unter 18 Jahren ungeeignet. Betablocker dürfen bei Herzstörungen, Asthma bronchiale und Diabetes mellitus nicht verwendet werden.

Bei schweren Formen der Angsterkrankung und bei Phobien ist es ratsam, neben der medikamentösen Behandlung auch eine Psychotherapie in Erwägung zu ziehen.

Die psychotherapeutischen Behandlungsverfahren

Da Angststörungen erhebliche Einschränkungen im täglichen Leben nach sich ziehen, sollte neben der medikamentösen Behandlung eine Psychotherapie erfolgen. Vor allem bei Phobien – hier wird der Erkrankte Schritt für Schritt in angstauslösende Situationen geführt und muss lernen, diese zu kontrollieren – sind verhaltenstherapeutische Maßnahmen erfolgreich. Wichtig für alle Angstkranken ist, dass sie den Angsthintergrund verstehen lernen. Dies lernt der Betroffene in der tiefenpsychologisch fundierten Psychotherapie. Die »verschütteten« seelischen Konflikte, die zur Angst geführt haben, werden Stück für Stück freigelegt und bearbeitet.

Hilfen aus der »grünen Apotheke«

Bei leichteren Formen der Angsterkrankung helfen auch pflanzliche Medikamente. Allerdings dauert es eine gewisse Zeit – im Allgemeinen etwa drei Wochen –, bis diese ihre Wirkung entfalten.

Johanniskraut – ein faszinierendes Naturheilmittel

Die beruhigende und angstlösende, stressreduzierende und schlaffördernde Wirkung des Johanniskrauts ist seit Jahrhunderten bekannt und macht es zu einem ungewöhnlich faszinierendem Natur-heilmittel. Seine ausgleichende Wirkung und die damit verbundene Wiederherstellung der seelischen Balance haben dem Johanniskraut die Anerkennung der Schulmedizin eingebracht (siehe auch Seite 63). Im Volksmund nennt man das vielseitige Johanniskraut auch den »Sonnenschein von innen«.

Sein Vorteil: Es unterdrückt die körperlichen Symptome nicht und hilft dabei, seelische Beschwerden wie quälende Ängste in den Griff zu bekommen.

Johanniskraut ebnet also den Weg, aber gehen müssen Sie selbst. Jede Angst, die man durchlebt, und die Gründe dafür sind ein Signal, etwas in der eigenen Außen- und Innenwelt zu erkennen und zu ver-ändern, vor allem die eigene Persönlichkeitsstruktur zu erforschen und möglichst eine Lebensstilkorrektur vorzunehmen.

Wichtig ist also, die Ursachen für die Angst zu erforschen. Erst wenn diese bekannt sind, kann etwas verändert werden.

Theophrastus Bombastus von Hohenheim, besser bekannt als Para-celsus (1493–1541), beschrieb erstmals die heilende Wirkung des Jo-hanniskrauts auf psychische Leiden. Er sprach nicht von psychischen Beschwerden, sondern empfahl im Sinne seiner Zeit das Heilkraut als »Dämonenaustreiber«. Noch heute ist die Bezeichnung »Jageteufe« für Johanniskraut geläufig, und das heißt, es soll sowohl die bösen Geister als auch Schwermut und Ängste vertreiben können.

Es gibt unterschiedliche Zubereitungsformen, um die heilsamen Kräfte des Johanniskrautes zu nutzen. Probieren Sie einfach aus, was Ihnen gut tut:

- Beruhigungstee: Man trinkt morgens und abends eine Tasse Tee mit reichlich Honig.
- Elixier: Nehmen Sie dreimal täglich einen Teelöffel zu sich.
- Blütenöl: Geben Sie je nach Bedarf einige Tropfen auf die Zunge und reiben Sie außerdem den Bauch in Höhe des Solarplexus (drei-fingerbreit unterhalb des Brustbeins) mit dem Öl ein.

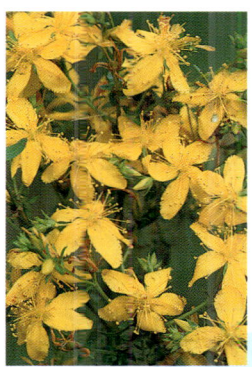

Johanniskraut hilft als Tee, Elixier oder Öl, seelische Verstimmun-gen zu lösen und Ängste abzubauen.

Grundlagen & Behandlungsformen

WIRKUNG OHNE NEBENWIRKUNG

Johanniskraut besitzt eine aufhellende und euphorisierende Wirkung. Die Inhaltsstoffe Hypericin und Hyperforin normalisieren die gestörten Energieströme im Gehirn und wirken auf diese Weise beruhigend und ausgleichend.

Johanniskraut ist kein Aufputschmittel; es führt auch nicht zu Gewöhnungseffekten und ist deshalb für die Langzeit-Einnahme geeignet. Es eignet sich auch zur Behandlung von leichten depressiven Verstimmungen. Lassen Sie sich in der Apotheke oder von Ihrem Hausarzt beraten.

Kava-Kava – vom »Rauschpfeffer« zum Medikament

Die beruhigende und angstlösende Wirkung von Kava-Kava ist seit mehr als 200 Jahren bekannt. Heute steht fest, dass diese Wirkung von den in der Wurzelknolle befindlichen Kavapyronen des Rauschpfeffer-Strauches hervorgerufen wird.

Kava-Kava ist ein anerkanntes Arzneimittel zur Behandlung von Angst- und Unruhezuständen. Im Gegensatz zu Psychopharmaka erzeugt es keine Nebenwirkungen.

In Polynesien verwenden die Eingeborenen seit Jahrhunderten einen wässrigen Auszug von Kava-Kava zu therapeutischen Zwecken und zu sozialen und religiösen Anlässen. Die entspannende Wirkung, mit der man Ängste und Unruhe besiegen kann, beruht auf dem Inhaltsstoff Kavain und vielen weiteren Substanzen. Das Zusammenspiel der beteiligten Wirkstoffe kommt allerdings nur dann zur Geltung, wenn der Extrakt mindestens 70 Prozent Kavain mit den nötigen Begleitstoffen enthält.

Die Wirksamkeit bei Patienten mit Angststörungen wurde in mehreren kontrollierten Doppelblindstudien mit Hilfe anerkannter Messverfahren nachgewiesen. Die Angstsymptomatik besserte sich im Behandlungsverlauf deutlich und damit klinisch relevant. Im direkten Vergleich mit Benzodiazepinen war die Wirksamkeit gleichwertig. In der Regel tritt die Besserung der Angstsymptomatik unter der Einnahme von Kava-Kava frühestens nach sieben bis zehn Tagen ein.

Kava-Kava ist heute ein anerkanntes Arzneimittel zur Behandlung von Angst-, Spannungs- oder Unruhezuständen. Auch bei der Behandlung von Depressionen wird es eingesetzt (siehe auch Seite 64). Experten bezeichnen Kava-Kava nicht nur als eine pflanzliche Alternative in der Behandlung diffuser Angstzustände, sondern reihen das Phytopharmakon als gleichwertiges Medikament neben den klassischen Anxiolytika (angstlösende, beruhigende Medikamente) ein. Wegen des günstigen Profils, das keine Nebenwirkungen erzeugt, ist diese pflanzliche Alternative auch zur Selbstmedikation geeignet.

Weder die geistige und körperliche Leistungsfähigkeit, noch die Fahrtüchtigkeit und Reaktionsfähigkeit werden dabei eingeschränkt. Das Gegenteil ist der Fall. Durch die Einnahme von Kava-Kava-Extrakt lassen sich Aufmerksamkeit und Konzentration sowie die Schlafqualität deutlich verbessern.

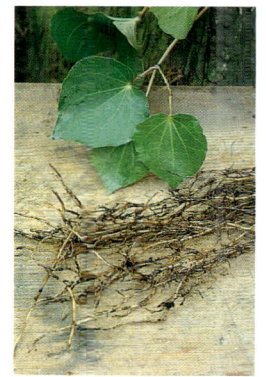

Kava-Kava wirkt gegen Angststörungen ähnlich effektiv wie Benzodiazepine, beeinträchtigt jedoch nicht die körperliche und geistige Leistungsfähigkeit.

Baldrian – entscheidend ist die richtige Dosierung

Baldrian ist bei Unruhezuständen, Nervosität und Ängsten, Einschlafstörungen und allgemeiner Reizbarkeit eine nebenwirkungsfreie pflanzliche Hilfe, um körperlich-seelische Balance und Gelassenheit wiederherzustellen. Die bitter-scharfe Wurzel des Baldrians zählt zu den am besten erforschten pflanzlichen Drogen. Die Inhaltsstoffe wirken teilweise über die Großhirnrinde und andererseits über das vegetative Nervensystem beruhigend, ausgleichend und schlaffördernd. Seit jeher haben die großen Naturärzte Baldrian als das beste Nervenmittel aus der »grünen Apotheke« bezeichnet. Aufgrund seiner sanft wirkenden Inhaltsstoffe wie etwa die Faläpoteriate harmonisiert Baldrian ohne unerwünschte Nebenwirkungen, was bei den meisten chemischen Beruhigungsmittel nicht der Fall ist.

Baldrian ist deshalb nicht allein Mittel der Wahl bei Angst- und Unruhezuständen, sondern eignet sich ebenso bei nervösen Herzbeschwerden wie Herzklopfen oder Herzrasen. Das gilt auch für Kopfschmerzen, soweit die Ursachen auf bedrückenden Stress und anhaltende Anspannung zurückzuführen sind. Baldrianpräparate lindern Verkrampfungen des Magen-Darm-Traktes. Mütter nervöser Kinder können getrost auf Baldrianpräparate zurückgreifen, wenn die Jüngsten unter angstbedingten Bauchkoliken leiden. Die schlafanstoßende Wirkung des Baldrians verhilft ängstlichen, gestressten und angespannten Menschen zu erquickendem Schlaf.

Es gibt eine Fülle von Baldrianpräparaten. Wer unsicher ist, sollte mit dem Hausarzt oder dem Apotheker über Dosierungen und Darreichungsformen sprechen. Im Gegensatz zu vielen anderen Naturstoffen wird beim Baldrian nicht von unerwünschten Nebenwirkungen gesprochen, sondern sogar vor Unterdosierung gewarnt. Anders als chemische Beruhigungs- und Schlafmittel eignet sich Baldrian auch in der Langzeittherapie, ohne dabei Gewöhnungseffekte oder Abhängigkeit befürchten zu müssen.

Baldrian wirkt beruhigend und fördert einen gesunden Schlaf.

BERUHIGUNGSTEES

Bei leichten Angstzuständen sind folgende Teeaufgüsse hilfreich:
- *Hopfenblütentee: 2 gehäufte TL Hopfenblüten mit 1/4 l kochend heißem Wasser übergießen, zehn Minuten ziehen lassen, dann abseihen. Zwei- bis dreimal täglich eine Tasse Tee trinken.*
- *Teemischung: 15 g Baldrianwurzel, je 25 g Hopfenzapfen, Lavendelblüten und Melissenblätter sowie 5 g Pomeranzenblüten und Hagebutten mischen.*
2 TL dieser Mischung mit 1/4 l kochend heißem Wasser übergießen und zehn Minuten ziehen lassen. Den Tee vor dem Schlafengehen trinken.

Homöopathische Anwendungen

Homöopathika schaffen keine rosaroten Brillen, wie das bei Psychopharmaka häufig der Fall ist. Sie können auf natürliche Weise dazu beitragen, die körperlich-seelische Balance wieder zu stabilisieren und zu harmonisieren. Ärzte mit der Zusatzausbildung Naturheilverfahren und Homöopathie verordnen nach einem ausführlichen Patienten-Gespräch die geeignete Zubereitung.

Bei unerklärlichen, plötzlichen Angstzuständen, kann Sturmhut (Aconitum) zu einer Normalisierung des Befindens beitragen. Bei scheinbar unbegründeten Angstzuständen vor allem Neuen, Ungewohnten, vor Reisen und der Zukunft bietet Silbernitrat (Argentum) eine Hilfestellung beim Versuch, sich zu entspannen und gelassener zu werden. Menschen, die von Haus aus unruhig, wenig selbstbewusst und verängstigt sind, hilft weißes Arsenik (Arsenicum album). Bei Patienten mit überdurchschnittlicher Vorstellungskraft, die sich vor dem Tod, dem Alleinsein und unvorhersehbaren Gefahren ängstigen, kann Phosphor (Phosphorus) beruhigend und entspannend wirken. Das Homöopathikum ist auch für Kinder geeignet. Leidet ein Kind regelmäßig unter Schlafstörungen, wacht es mitten in der Nacht ängstlich schreiend auf und kann am nächsten Morgen nicht aus dem Bett finden, dann sollten bei den Eltern die Alarmglocken läuten. Diese Symptome sind Hilferufe und ein Zeichen dafür, dass das seelische Gleichgewicht nicht mehr im Lot ist.

Wenn das Kind unter unvermittelt auftretenden Ängsten leidet, gilt Sturmhut (Aconitum) als verlässliches Mittel. Kindern, die über einen längeren Zeitraum hinweg unruhig schlafen und daraufhin tagsüber erschöpft wirken, kann mit Tollkirsche (Belladonna) geholfen werden. Wenn sich Ihr Kind im Dunkeln fürchtet und unter Albträumen leidet, sollte Stechapfel (Stramonium) angewandt werden.

Ist der Widerwille des Kindes übermächtig und wird es durch Prüfungstermine in panische Angstzustände versetzt, wird Sturmhut (Aconitum) empfohlen. Viele Kinder leiden darunter, die von ihnen geforderten Leistungen nicht erbringen zu können. Es kann sich die typische Prüfungsangst einstellen. Neben Verständnis und Zuwendung kann Bärlapp (Lycopodium) dazu beitragen, mehr Vertrauen in die eigenen Fähigkeiten zu entwickeln.

Expertentipp

Homöopathika tragen dazu bei, den seelischen Zustand wieder zu stabilisieren. Sie werden auch von Kindern gut vertragen.

Depressionen – Gefühle durcheinander geraten

Stimmungsschwankungen gehören zum menschlichen Erleben. Abhängig von äußeren und zwischenmenschlichen Bedingungen fühlen wir uns zufrieden, glücklich, selbstbewusst oder traurig, ängstlich, mutlos und verzweifelt. Jeder von Ihnen kennt Tage, an denen nichts richtig von der Hand geht, Sie mutlos, traurig verstimmt und verzagt sind. Von Krankheit spricht der Mediziner jedoch erst dann, wenn dieser Gefühlszustand – die Depression – eine Intensität und Dauer erreicht, die über das gewöhnliche Maß hinausgeht, und somit für den Betroffenen zur mitunter qualvollen Belastung wird.

wenn die

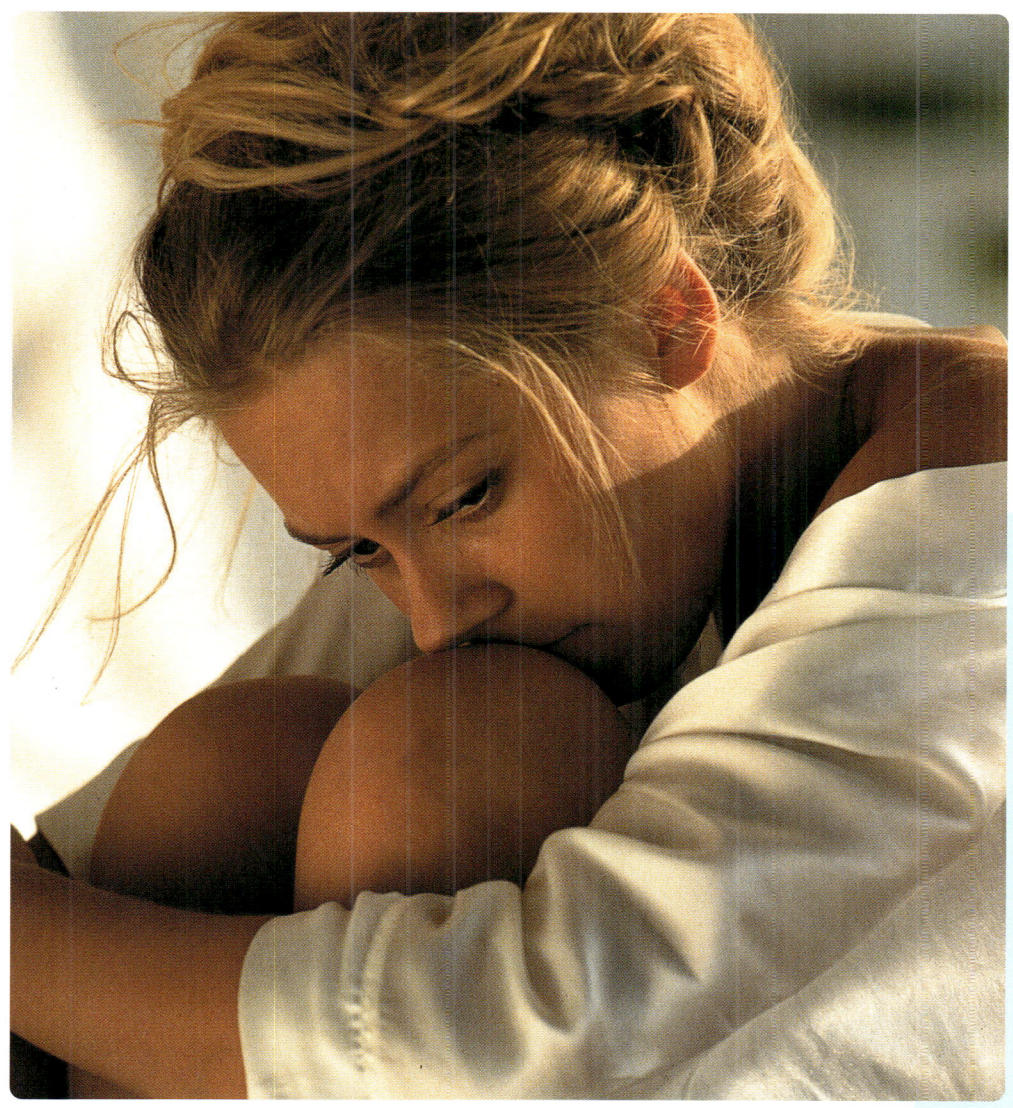

Von der »Melancholie« zur modernen Krankheit

Glauben Sie, liebe Leserin, lieber Leser, dass Depressionen immer mehr zunehmen? Wenn Sie die Frage mit »ja« beantworten, dann liegen Sie goldrichtig.

Die Weltgesundheitsorganisation (WHO) hat bereits Ende der 90er-Jahre davor gewarnt, dass in den ersten Jahrzehnten des 21. Jahrhunderts Gemütserkrankungen und Depressionen weltweit so rasant ansteigen könnten, dass Sie den »Killer Nummer eins« – die Herz-Kreislauf-Leiden – überrunden würden. Der Grund: Eine Vielzahl von Menschen ist den steigenden Belastungsfaktoren (Stressoren) wie Massenarbeitslosigkeit, beruflichem Druck, verändertem Bindungs- und Freizeitverhalten nicht mehr gewachsen. Medizinische Institute und Gremien bestätigen diese Erwartung mit ähnlichen Aussagen. Auch wenn sich diese Gefahr noch längst nicht in allen Arztpraxen und bei Gesundheitspolitikern herumgesprochen hat, so ist es an der

Laut Weltgesundheitsorganisation (WHO) werden in den kommenden Jahrzehnten Gemütserkrankungen die Herz-Kreislauf-Leiden an Häufigkeit übertreffen.

WAS BEDEUTET DAS WORT »DEPRESSION«?

Depression ist vom lateinischen deprimere (= herunterdrücken, niederdrücken) abgeleitet und bedeutet »Bedrücktsein«, »Niedergeschlagenheit«. Es lässt sich auch mit »Schwermut« und »trauriger Verstimmung« umschreiben. Die erste schriftliche Nennung einer Krankheit, die unserem heutigen Verständnis von einer Depression entspricht, findet sich schon im fünften Jahrhundert vor Christus. Melancholie hat man sie genannt, und im ersten Jahrhundert unserer Zeitrechnung mit allen wesentlichen und noch heute spezifischen Symptomen beschrieben. Phasen gedrückter Stimmung, die sich im Sinne einer Melancholie auf das seelische und körperliche Befinden eines Menschen auswirken, haben Dichter, Ärzte und Philosophen seit der Antike erlebt und beschrieben.

Zeit, die Warnungen ernst zu nehmen. Obwohl der Verdacht nahe liegt, dass die Zunahme der Depressionen eine Folge unseres hektischen städtischen Lebensstils sind, so sind Depressionen doch keine moderne Erscheinung. Es gab und gibt sie in allen Kulturen und Gesellschaftsformen.

Depression ist kein unausweichliches Schicksal und keinesfalls eines, das tabuisiert werden darf. Die modernen Behandlungsverfahren stellen die Depression auf die gleiche Ebene mit »ganz normalen Erkrankungen«, die auch überwunden oder in das Leben integriert werden können. Der erste und wichtigste Schritt, aus der Dunkelheit der Depression wieder in die Helligkeit des Tages treten zu können, ist, die Krankheit als solche zu erkennen und Hilfe zu akzeptieren.

Die Depression – erst einmal als normale Erkrankung anerkannt – kann in das Leben eingegliedert oder auch überwunden werden.

Wie äußert sich eine Depression?

Wenn Mediziner und Psychologen, Psychiater und Psychotherapeuten von einer Depression sprechen, so meinen sie eine Krankheit mit vielen verschiedenen Verläufen, Ausdrucksformen, Symptomen und Gesichtern.

Das »depressive Spektrum« umfasst nach moderner Einschätzung der Fachleute den Spagat vom einfachen »Durchhänger« bis hin zu einer wirklich schweren Depression. Im breiten depressiven Spektrum sind die verschiedenen Ausprägungen, vom Stimmungstief über die Vorstellung, sich umzubringen, bis hin zum tatsächlichen Suizid (Selbsttötung), angesiedelt. Im Gegensatz zu einem typischen Krankheitsbild, das mit einer umfassenden Diagnose festzulegen ist, meint die Depression ein Krankheitsbild, das sich aus einer Gruppe von Symptomen unterschiedlicher Art zusammensetzt.

Da bei der Erkrankung viele verschiedene Krankheitszeichen zusammentreffen, spricht der Fachmann auch vom depressiven Syndrom. Das Syndrom umfasst sowohl seelische als auch vegetativ-körperliche Symptome.

Psychische Symptome

Zu den häufigsten seelischen Symptomen gehören:

- Freudlosigkeit:

  Die Unfähigkeit, Freude zu empfinden, hält bei einem depressiven Menschen Wochen und Monate an. Sie nimmt den Betroffenen voll in ihren Besitz. Ganz normale Tätigkeiten und Strukturen des Alltags wie Essen und Trinken, Hobbys, der Umgang mit dem sozialen Umfeld und berufliche Aktivitäten werden als unerträgliche Last empfunden. Depressive können nichts mehr genießen, nichts kann sie aufheitern. Es gibt zu Beginn der Freudlosigkeit Depressive, die das Gefühl der Freude erzwingen wollen. Sie zeigen Umtriebigkeit, Aufgedrehtheit und verschiedene Aktivitäten. Zuweilen sollen Alkohol, bestimmte Medikamente und Drogen die Freudlosigkeit vertreiben. Dieses Bemühen um »Selbstheilung« kann nur noch tiefer in einen ausgeprägten Lebensüberdruss führen und das negative Selbstwertgefühl verstärken. Als Krankheit der »losigkeit« hat ein bekannter Psychiater einmal treffend die Depression bezeichnet. Die Menschen fühlen sich hoffnungslos, mutlos, freudlos, lustlos, und am schlimmsten ist das Empfinden von Gefühllosigkeit. Selbst die Erinnerung an gute Gefühle schwindet.

- Traurigkeit:

  Leitsymptom der Depression ist die Traurigkeit. Meist wie aus heiterem Himmel nehmen Schwermut und Bedrücktheit Besitz von dem Betroffenem. Für Angehörige und Freunde nicht nachvollziehbar leidet der Depressive still vor sich hin und ist durch liebevolle Worte und Aufmunterung nicht zu trösten. Manchmal äußert sich die Traurigkeit in Weinkrämpfen, aber auch die Unfähigkeit zu weinen gehört zum psychischen Beschwerdebild einer Depression.

- Mutlosigkeit:

  Die Sichtweise des Betroffenen ist einseitig aufs Negative gerichtet, er sieht alles schwarz, resigniert und sieht keinen Sinn mehr darin, etwas anzupacken. Vorher optimistische und zuversichtliche

Das Bemühen um »Selbstheilung« von Depressionen führt meist in einen noch tiefer ausgeprägten Lebensüberdruss.

Menschen werden in einer depressiven Lebensphase pessimistisch und verlieren den Mut.

- Energielosigkeit, Antriebsarmut:
Bei schweren Depressionen verschwinden jeder Antrieb und die Kraft für alltägliche Aktivitäten. Schon waschen und anziehen fallen schwer, und die im Haushalt anfallenden Arbeiten können kaum gemeistert werden. Die Antriebsminderung wird wie eine angezogene Handbremse empfunden, und dieses Hemmungsphänomen bezieht die körperlichen und geistigen Aktivitäten gleichermaßen mit ein. Im schlimmsten Fall kommt es zur Apathie.

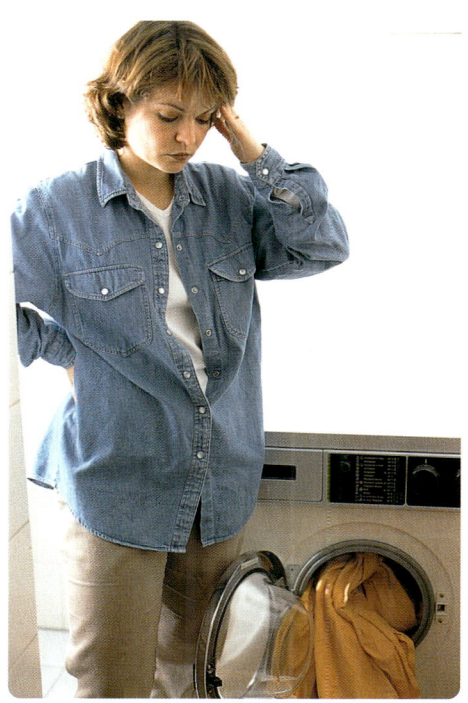

- Innere Unruhe:
Depressionen sind auch durch das Gegenteil von Antriebsschwäche gekennzeichnet. Experten sprechen dann von einer »agitierten Depression«. Schreckhaft und übererregt, von quälender Unruhe gepeinigt, sind zielgerichtete Alltagsaktivitäten unmöglich. Die Betroffenen empfinden diesen Zustand als unerträgliche Anspannung und leiden unter dem Gefühl, jeden Moment zu platzen. Der Vergleich mit einem Dampfkochtopf, aus dem der Dampf nicht entweichen kann, drängt sich auf. Für die Angehörigen eines Betroffenen kann das innerliche Getriebensein eine hohe Belastung darstellen.

- Verlust des Zeitgefühls:
Ein wichtiges Gesicht der Depression ist auch, dass sich die Zeit ins Endlose ausdehnen kann. Das normale Zeitgefühl geht völlig verlo-

Depressionen nehmen die Kraft für alltägliche Aufgaben; Arbeiten im Haushalt können kaum gemeistert werden.

ren und ebenso die Hoffnung, dass der unerträgliche Zustand depressiver Bedrückung und Aussichtslosigkeit nach einer bestimmten Zeitspanne ein Ende haben wird.

- Entscheidungsschwäche und Grübelneigung:
Entscheidungen, gleich welcher Art, sind in Phasen der Depression eine unlösbare Aufgabe. Einfach »ja« oder »nein« zu sagen ist einem depressiven Menschen nicht mehr möglich. Die Sorge, einen Fehler zu machen und deshalb schuldig zu werden, ist die hauptsächliche Begründung für die anhaltende Entschlussunfähigkeit. Der Betroffene will kein Risiko eingehen, überlegt hin und her, was richtig ist. Er verfängt sich im Grübeln, kommt aus seinen Gedankenkreisen nicht mehr heraus.

- Konzentrationsstörungen:
Dem sozialen Umfeld bleiben die Verluste an Aufmerksamkeit und Konzentrationsvermögen des Depressiven nicht verborgen. Depressive Menschen klagen über die Leere im Kopf und fürchten sich vor zunehmender Verdummung. Ihr Denken ist blockiert. Manche – meist Ältere – glauben an eine schwere Erkrankung wie das Entstehen des Alzheimer-Leidens, einen Tumor oder befürchten, verrückt zu werden.

- Schuldgefühle:
Depressives Denken dreht sich um typische Themen wie Schuld, Sünde, Schmutz und Armut. Die Belastung, durch schuldhaftes Verhalten sich selbst Fehler und Versäumnisse vorzuwerfen und sich immer als alleinigen Schuldigen zu betrachten, ist für viele Depressive symptomatisch. Die vermeintliche Schuld erleben selbst religiös orientierte Menschen als qualvolle Sünde. Häufig gehört zu den depressiven Denkinhalten die Angst vor Armut. Jeder Pfennig wird dreimal umgedreht, und dies empfindet die Umgebung als Geiz. Auch die Angst, schmutzig oder unsauber zu sein, ist ein typisches Merkmal und kann Waschzwänge zur Folge haben. Das negative Selbstbild verstärkt selbst Vorwürfe, die völlig unbegründet

Die Entscheidung zwischen einem klaren »ja« und »nein« ist dem Betroffenen kaum möglich. Grund: Die Angst, etwas falsch zu machen.

sind und mit dem tatsächlichen Alltagserleben überhaupt nichts mehr zu tun haben. In extremen Fällen kann sich sogar ein schwerer Schuldwahn entwickeln.

- Depressiver Wahn:

  Im Verlauf einer schweren Depression steigern sich depressive Denkmuster bis zum »Wahn«. Dieser suggeriert eine vollkommen falsche Beurteilung des eigenen Lebens, die von anderen Menschen weder geteilt noch verstanden wird. Es handelt sich um Wahnvorstellungen und Wahnideen, die Schuldgefühle, unheilbare Erkrankungen und unverzeihliche Versäumnisse zum Inhalt haben. Diese chrakteristischen Symptome von schizophrenen Erkrankungen wurzeln in der Schwermut.

- Gefühl der Sinnlosigkeit:

  Lebensüberdruss, Leere und Sinnlosigkeit, die in depressivem Verhalten häufig verankert sind, bezeichnen Psychiater als Stadium suizidaler Einengung. Die Vorstellung, »Schluss zu machen«, beherrscht das Denken. Es kommt zu Fantasien, die sich mit dem Tode auseinander setzen. Ein Arsenal von Schlaftabletten wird angelegt, der Betroffene überlegt, wie er sich am besten selbst töten kann. Von den ersten Überlegungen bis zum Umsetzen der Tat kann es unterschiedlich lange dauern. Und wer meint, dass diejenigen es ohnehin nicht tun bzw. wagen, die von Selbsttötung sprechen, irrt gewaltig: Das Suizidrisiko bei schweren Depressionen ist hoch und darf nicht verharmlost werden. 10–15 Prozent aller nicht behandelten Depressionen enden mit der Selbsttötung des Kranken.

Eine schwere Depression sollte schon deshalb behandelt werden, damit das Suizidrisiko gemindert wird.

Vegetativ-körperliche Symptome

Im Gegensatz zum psychischen Beschwerdebild sind die körperlichen Symptome klar erkennbar. Zu den wichtigsten gehören:

- Appetitstörungen

  Fast immer leiden Depressive an geringem Appetit. Dauert dieser Zustand längere Zeit an, können die Betroffenen an Gewicht verlieren. Allerdings zeichnet sich die Krankheit in einigen Fällen auch durch eine erhebliche Steigerung der Esslust aus.

● Magen- und Darmstörungen:

Sie gehören fast immer zum Beschwerdebild. Neben Übelkeit, Brechreiz und Sodbrennen klagen die Betroffenen über Verstopfung/Durchfall oder Druckschmerzen im Oberbauch.

● Kopfschmerzen:

Der Kopfschmerz tritt meist als Druck über den Augen in Erscheinung. Viele Betroffene klagen auch über Spannungskopfschmerz mit Muskelverspannungen oder dem »Helm- und Reifengefühl«.

● Herz- und Kreislaufstörungen:

Nicht selten leidet der Depressive an Atemenge und Herzschmerzen. Vom Herzstolpern und Herzrasen bis hin zu Schwindel und Gleichgewichtsstörungen können die Beschwerden reichen.

● Schlafstörungen:

Zu den häufigsten Symptomen gehören das erschwerte Einschlafen, das frühe Erwachen und ganz allgemein ein unruhiger Schlaf. Trotz Müdigkeit findet der Kranke keine Ruhe.

Schlaflosigkeit, Einschlaf- und Durchschlafprobleme gehören zu den häufigsten körperlichen Symptomen einer depressiven Verstimmung.

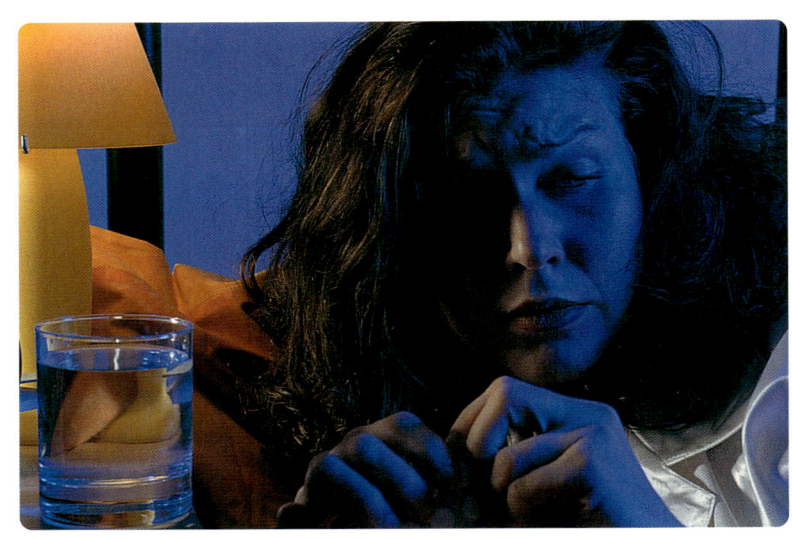

- Sexualstörungen:
  Meist führt die Erkrankung zum Nachlassen oder Verlust des sexuellen Verlangens und der Potenz. Frauen leiden häufig an Men-
  struationsstörungen und klagen über Schmerzen beim Ge-
  schlechtsverkehr.
- Haut und Schleimhäute:
  Viele Betroffene klagen über Mundtrockenheit, Zungenbrennen
  und trockene Nasenschleimhäute. Auch die Haut reagiert oft über-
  empfindlich; sie wirkt trocken, blass und welk. Das Haar kann seinen Glanz verlieren, in einigen Fällen fällt es verstärkt aus.

Eine Depression hat viele negative Begleiter-scheinungen. So führt sie meist zu einem spürbaren Nachlassen des sexuellen Verlangens.

HAUPTMERKMALE EINER DEPRESSION

- *Verlauf in deutlich voneinander abgegrenzten Phasen*
- *Unmotivierte, zumeist nicht einfühlbare, depressive Stimmung*
- *Gefühlsminderung oder Erlöschen der Gefühle*
- *Denkhemmung*
- *Psychomotorische Hemmung bis zur Entschluss- und Hand-lungsunfähigkeit*
- *Depressive Wahneinfälle, z. B. Schuld- und Versündigungswahn, Verarmungswahn, hypochondrischer Wahn*
- *In der Vergangenheit bereits depressive Phasen*
- *Zurückliegende hypomanische oder manische Phasen*
- *Meist ausgeprägte Tagesschwankungen der psychischen und somatischen Symptome*

Wo liegen die Ursachen?

In der Depressionsforschung gibt es zwei wesentliche Richtungen der
Erklärung des Krankheitsgeschehens. Es handelt sich dabei um die
neurobiologischen und psychologischen Grundlagen der zahlreichen
Theorien und Therapieansätze, die heute aktuell sind.

Störungen im Hirnstoffwechsel: Nervensystem und Depression
Viele Experten gehen heute davon aus, dass Störungen des Gehirn-
stoffwechsels eine der entscheidenden Ursachen für Depressionserkrankungen sind. Es lassen sich Zusammenhänge zwischen depressiven Symptomen, Hirnstoffwechselvorgängen und Veränderungen im
zentralen Nervensystem herstellen. Bei der Erforschung des Gehirns
haben in den vergangenen Jahren Untersuchungsmethoden wie
Computertomographie und Kernspintomographie die Bedeutung
spezieller Hirnbereiche für bestimmte Erkrankungen nachweisen
können. Mit bildgebenden Untersuchungsmethoden wurde ermöglicht, die Funktionen einzelner Nervensysteme bei unterschiedlichen
Hirnaktivitäten zu betrachten. Dank der modernen biochemischen
Untersuchungsmöglichkeiten können heute bestimmte Stoffwechselvorgänge im Gehirn »eingesehen« werden.

Entsteht in einer Zelle ein Impuls (bioelektrische Aktivität), greifen
Neurotransmitter diesen auf und geben ihn an die nächste Zelle weiter. Solche Impulse laufen ständig milliardenfach gleichzeitig ab, und
diese Leistung stellt jeden modernen Computer in den Schatten. Die

*Es wird heute davon aus-
gegangen, dass die we-
sentlichen Ursachen für
Depressionserkrankungen
in Störungen des Gehirn-
stoffwechsels liegen.*

>»SCHALTZENTRALE« GEHIRN
>
> *Das menschliche Gehirn ist ein Wunderwerk, das die Forschung
> noch längst nicht vollkommen entschlüsselt hat. Es besteht aus
> etwa 25 Milliarden Nervenzellen, die miteinander verbunden sind
> und untereinander kommunizieren können wie ein feines Netz mit
> unendlich vielen Verzweigungen.*
>
> *Die so genannten Neuronen erfüllen eine erstaunliche Vielzahl
> unterschiedlicher Aufgaben wie Wahrnehmungen, Empfindungen,
> Denken, Handeln und vieles mehr. Jede Zelle nimmt mit ihrer
> Nachbarschaft über bestimmte Botenstoffe, so genannte Neuro-
> transmitter, Kontakt auf. Es handelt sich um Eiweißverbindungen
> (biogene Amine).*

Weiterleitung eines Impulses von einer zur anderen Nervenzelle erfolgt an der Kontaktstelle (Synapse) mit Hilfe chemischer Botenstoffe. Die Kontaktstellen arbeiten nach dem Schlüssel-Schloss-System, denn jeder Neurotransmitter benötigt eine nur für ihn vorgesehene Bindungseinheit. Ist diese korrekt vollzogen, kommt es zu unterschiedlichen Zellaktivitäten.

Depressionen werden heute mit einer Entgleisung des Neurotransmitter-Stoffwechsels in Verbindung gebracht. Dabei spielen insbesondere die Botenstoffe Noradrenalin und Serotonin eine entscheidende Rolle. Einer oder beide stehen nicht in ausreichender Menge zur Verfügung, wenn eine depressive Phase beginnt.

Das Heilungsangebot besteht dann darin, die Balance des einen oder anderen bzw. beider Botenstoffe wiederherzustellen und ihr natürliches Gleichgewicht langfristig zu erhalten.

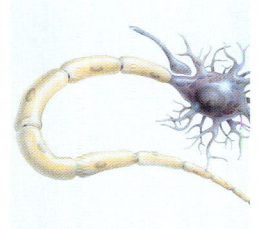
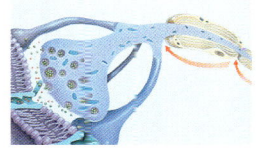

Eine mögliche Erklärung für die Entstehung von Depressionen liegt in einer Störung der Botenstoffe, die für die Informationsübertragung zwischen Nervenzellen entscheidend sind.

Psychologisches Erklärungsmodell

Die psychologische Grundlagenforschung der Depressionen befasst sich mit der Erklärung seelischer Vorgänge, also unseren Gefühlen, und der Bereitschaft, eine Depression zu entwickeln, die als ererbte Disposition bezeichnet wird. Da ist zum Beispiel die Tiefenpsychologie, die das unbewusste Erleben mit seinen charakteristischen Spuren erforscht. Es handelt sich dabei um Fantasien oder Erlebnisse, die so weit verdrängt wurden, dass sie nicht mehr in das Bewusstsein vordringen können. In diesen Bereich gehören auch Erinnerungen und Erfahrungen, die das Seelenleben beeinflussen. Ein Ansatzpunkt ist das Selbstwertgefühl, das uns prägt und die Beziehung zu unseren Mitmenschen beeinflusst. Daraus wird geschlossen, dass aktuelle Belastungen mit bestimmten Erinnerungen und Empfindungen verknüpft werden und als Wiederauflage bedrückender Erlebnisse verstärkt zum Auslöser einer Depression werden können. Haben beispielsweise Kinder einen schwerwiegenden Verlust, wie die Trennung der Eltern oder den Tod einer wichtigen Bezugsperson, erlebt, so kann die Scheidung vom Ehepartner nach vielen Jahren die frühkindliche Erfahrung wieder aufleben lassen und somit die aktuelle Situation dramatisieren. Die tiefenpsychologische Theorie versucht, krank machende Erfahrungen zu erkennen und Depressionen aus der versäumten Bewältigung eines frühkindlichen Konflikts zu analysieren, um damit das Selbstwertgefühl des Betroffenen zu unterstützen.

Erklärungsmodell der Verhaltenstherapie

Die Verhaltenstherapie hat drei wichtige Modelle entwickelt.

Die kognitive Verhaltenstherapie geht davon aus, dass negative Gedanken die Ursache negativer Gefühle sind und damit Depressionen auslösen können. Bei diesem Ansatz treten Einstellungen wie »Ich bin ein Versager, ich mache alles falsch, mache nur noch Fehler, also werde ich nicht geachtet« auf. Als Folge stellen sich Niedergeschlagenheit und Hoffnungslosigkeit ein. Die kognitive Verhaltenstherapie bezeichnet Kränkungs- und Verlusterfahrungen als Auslöser der negativen Sichtweise depressiver Menschen, wodurch es zu typischen Denkfehlern kommt. Dazu zählen unter anderem:

- Ichbezogenheit:

  Wenn etwas Negatives passiert, hat es mit mir zu tun und ich habe es verursacht (z. B. mein Sohn bringt schlechte Noten nach Hause, weil ich ihm nicht genügend bei den Schularbeiten helfe).

- Maximierung/Minimierung:

  Depressive machen leicht aus einer Mücke einen Elefanten (oder auch umgekehrt). Erfreuliche Ereignisse werden heruntergespielt und eine alltägliche Vergesslichkeit ruft das Gefühl hervor, langsam zu verblöden.

- Falsche Denkmuster:

  Depressive verallgemeinern Ereignisse und Erfahrungen. Anstatt zuzugeben, einen Fehler gemacht zu haben, heißt es sofort: »Mir gelingt überhaupt nichts. Mein Freund hat nicht angerufen, also will er Schluss machen.«

Die Scheidung vom Ehepartner kann nach einer frühkindlichen Trennungserfahrung im Elternhaus alte Wunden aufreißen lassen und somit verstärkt wahrgenommen werden.

ANSÄTZE DER VERHALTENSTHERAPIE

Es handelt sich um eine besondere Form der Psychotherapie, die davon ausgeht, dass gestörtes Verhalten in erster Linie lernbedingt ist. Es geht also um Gefühle oder Gedanken, die ein bestimmtes Verhalten bedingen und erklären. Die Verhaltenstherapie behandelt nicht nur das offensichtlich gestörte Verhalten, sondern die entsprechenden Bedingungen.

Für das Entstehen einer Depression sind neben der persönlichen Disposition eines Menschen meist äußere Einflüsse maßgeblich.

Das so genannte *Verstärkerverlustmodell* besagt, dass Lernen vor alem über »Verstärkungen« geschieht. Jeder von Ihnen kennt das. Hat sich in bestimmten Situationen ein Verhalten bewährt, haben Sie damit also positive Erfahrungen gemacht, werden Sie dieses Verhalten wieder einsetzen.

Der Depressive dagegen ist nicht in der Lage, diese positiven Verstärkungen durch sein Verhalten herauszubilden.

Das *Modell der erlernten Hilflosigkeit* erklärt die Situation des Depressiven damit, dass er durch seine Lebenserfahrungen das Gefühl hat, Menschen und Ereignissen hilflos ausgeliefert zu sein.

Psychobiologie: Die persönliche Disposition

Da nicht alle Menschen bei annähernd gleichen Lebenskrisen eine Depression entwickeln, muss von spezifischen Voraussetzungen ausgegangen werden. Experten sprechen deshalb von der persönlichen Disposition. Sie umfasst eine seelische und biologische Krankheitsbereitschaft als Voraussetzung für das Entstehen depressiver Erkrankungen. Eine Disposition setzt sich aus folgenden Vorgaben zusammen:

• Die Vererbung oder das Miterleben familiärer Anfälligkeiten
• Die biologische, insbesondere neurobiologische Konstitution
• Durchlebte körperliche und seelische Krisensituationen, die jeder Mensch kennt, aber individuell verarbeitet

Die unter Facetten von Depressionen

Die Depression, die eindeutig zu diagnostizieren ist, gibt es nicht. Das depressive Syndrom hat viele Gesichter, es kann durch verschiedene Ursachen hervorgerufen werden und unterliegt darüber hinaus Einflüssen durch Erbanlage, Persönlichkeit, Lebensbedingungen, familiäre und berufliche Verhältnisse. Heute spricht man vom depressiven Syndrom, das sich aus psychischen und körperlichen Symptomen und deren Folgeerscheinungen zusammensetzt.

schiedlichen

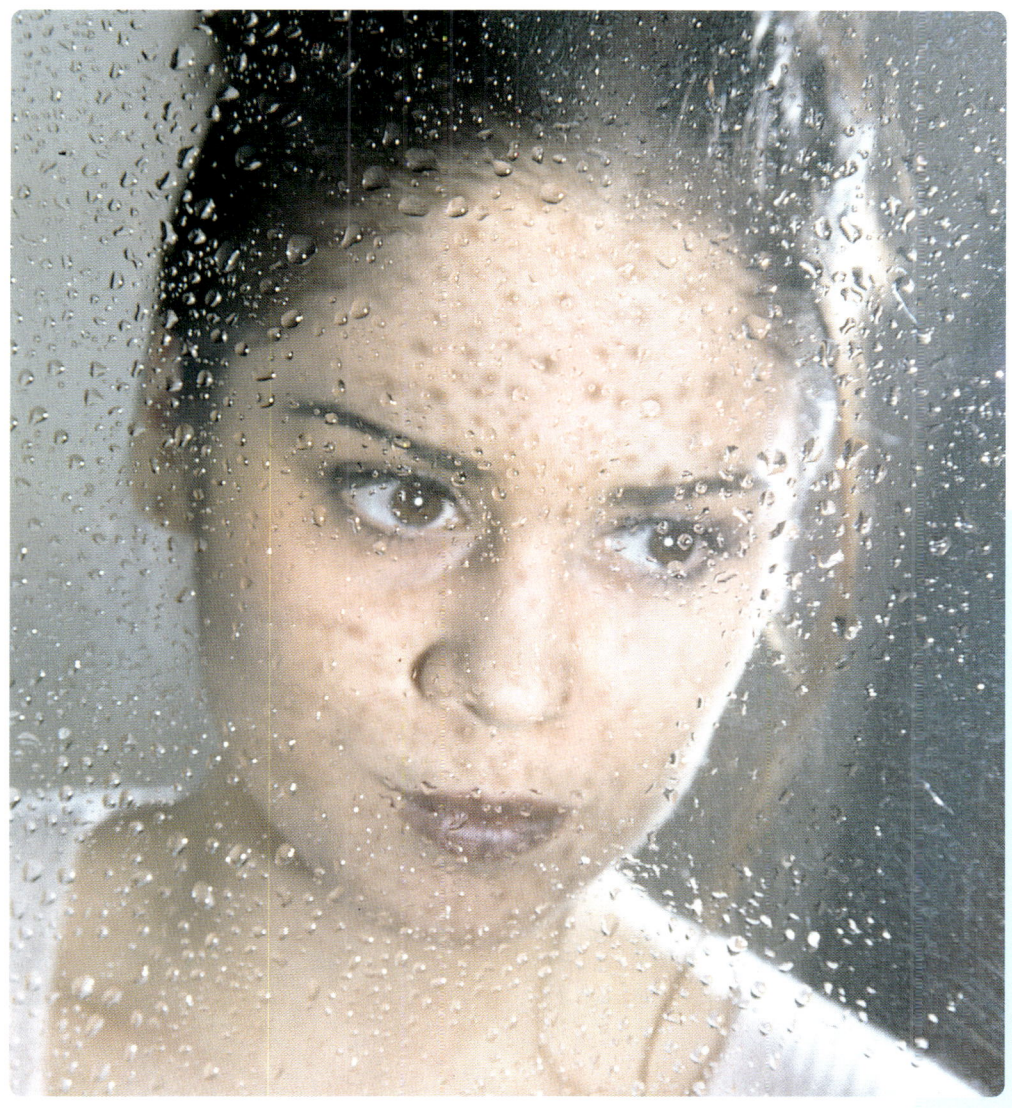

Wichtige Einteilungskriterien

Die Wissenschaft arbeitet bei der Einteilung depressiver Erkrankungen mit zwei Klassifikationssystemen, dem Diagnostischen und Statistischen Manual Psychischer Störungen (DSM-IV) der Amerikanischen Psychiatrischen Vereinigung sowie der Internationalen Klassifikation psychischer Störungen (ICD-10) der Weltgesundheitsorganisation. Für den Laien sind die unterschiedlichen Diagnosekriterien nicht immer nachzuvollziehen. Auch bei den Ärzten werden die einzelnen Depressionsformen unterschiedlich benannt. Neuere und ältere Klassifikationssysteme existieren nebeneinander her. Die folgenden Definitionen sind jedoch gebräuchlich.

Die somatogene Depression

In dieser Gruppe werden Erkrankungen zusammengefasst, die im Zusammenhang mit organischen Krankheitsbildern entstehen. Sie sind demnach körperlich (griechisch: soma = Körper) begründbar. Es gibt eine weitere Untergliederung in symptomatische und organische Depression. Bei der symptomatischen Form liegen die Ursachen in körperlichen Erkrankungen, die die Hirnfunktion indirekt beeinträchtigen (z. B. Infektions- und Herz-Kreislauf-Erkrankungen). Die organische Form der somatogenen Depression ist die unmittelbare Folge von Hirnkrankheiten und -verletzungen; auch auf strukturelle Veränderungen des Gehirns sowie des Körpers zum Beispiel bei Epilepsie, Schlaganfall und Tumorerkrankungen ist sie zurückzuführen.

Die endogene Depression

Wie aus heiterem Himmel – von innen heraus – ensteht meist die endogene Depression, deren Ursache noch weitgehend ungeklärt ist.

Depressionen, die ohne erkennbaren Grund oder äußerliche Ursachen plötzlich auftreten, bezeichnet man als endogene Depression. In dieser Gruppe finden sich alle Formen, die – wie aus heiterem Himmel – entstehen. Ihre Ursachen sind noch unbekannt. Man unterscheidet drei Untergruppen:

- Monopolare oder periodische Depression: Die depressiven Phasen, die meist einige Monate dauern können, werden von gesunden Phasen unterbrochen, in denen der Betroffene wieder voll leistungsfähig ist.
- Bipolare oder zyklische Depression: Depressive und manische Phasen (Zyklothymie) wechseln einander ab.
- Spätdepression: Eine Form der Depression, die praktisch nur im vorgerückten Alter vorkommt.

Die endogene Depression tritt im Allgemeinen familiär gehäuft auf.

Die psychogene Depression

Psychogene Depressionen sind auf plötzlich oder langfristig einwirkende Einflüsse zurückzuführen. Zu dieser Gruppe gehören alle reaktiven Depressionen und Störungen der seelischen Erlebnisverarbeitung. Sie werden unter anderem auf eine emotionale Überforderung oder auf Einsamkeit als mögliche Ursache zurückgeführt. Man unterscheidet drei Formen:

- Reaktive (erlebnisreaktive, psychoreaktive) Depression: Diese Form wird durch ein besonders schmerzliches Ereignis ausgelöst (Tod des Partners, Verlust des Arbeitsplatzes) und äußert sich vor allem in Traurigkeit und Ängstlichkeit.
- Neurotische Depression: Zugrunde liegen meist frühkindliche Erlebnisse, die nicht verarbeitet wurden.
- Erschöpfungsdepression: Sie wird ausgelöst durch eine ständige gefühlsmäßige Überbelastung.

Die Depression bei Kindern und Jugendlichen

Typische Beschwerden wie Niedergeschlagenheit, Interesse- und Freudlosigkeit, Müdigkeit und unerklärliche Erschöpfung sowie Schlafstörungen, bisweilen auch Überaktivität als Kompensations-

Psychogene Depressionen sind die Folge von Reaktionen auf plötzliche oder langfristig einwirkende Einflüsse.

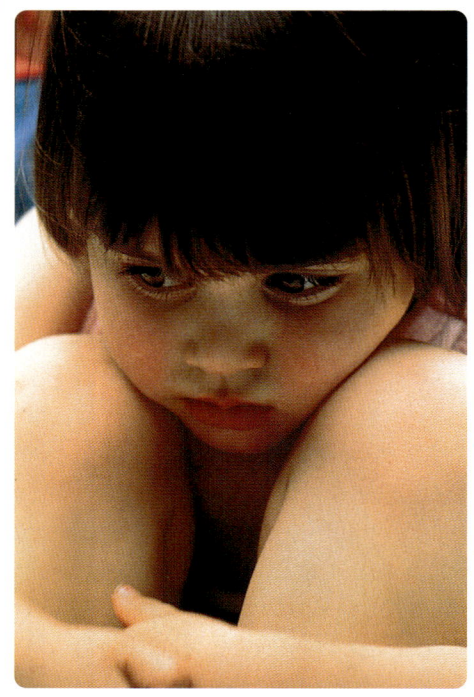

versuch sind bei Kindern häufig Symptome für eine Depression. Sie werden aber selten als Hinweis auf die Grunderkrankung erkannt. Allerdings muss zugegeben werden, dass diese Anzeichen depressiver Verstimmungen bei Kindern oft nur schwer zu erkennen sind.

Nach einer neueren Studie der Universität Freiburg werden Kinder immer dicker und träger. Fernsehen, Computer, Fastfood und mangelnde Bewegung führen dazu, dass in Deutschland bereits jedes sechste Kind viel zu dick ist. Sechs- bis Zehnjährige bewegen sich durchschnittlich nur noch eine Stunde am Tag. Kinder setzen »Speck« an, und das macht sie schlapp, träge und unglücklich. Wer zu dick ist, wird in der Schule, im Schwimmbad oder beim Sport gehänselt und »futtert« aus lauter Frust nur noch mehr.

Die Anzeichen für eine depressive Verstimmung bei Kindern sind vielfältig und meist nur schwer zu erkennen.

Es ist nicht einfach, eine Kurskorrektur zu schaffen, um Kinder und Jugendliche zu Sport und Spiel an frischer Luft anzuregen. Wie bei depressiven Erwachsenen kann ein Bewegungsprogramm die Stimmung aufhellen, den ungeliebten Pfunden zu Leibe rücken und damit Leid und Medikamente einsparen. Ein weiteres Problem bei Jugendlichen sind Essstörungen, unter denen sowohl Mädchen als auch Jungen leiden. Magersucht und Bulimie führen nach Meinung von Psychologen und Ärzten zu Schuldgefühlen, Selbstvorwürfen, Freudlosigkeit und in schweren Fällen zu Suizidgedanken.

Eltern haben hier die Aufgabe, sensibel auf ihre heranwachsenden Sprösslinge einzugehen und rechtzeitig ärztlichen Rat einzuholen.

Darüber hinaus haben sie eine wichtige Vorbildfunktion. Das Vorbild der Eltern, die Fastfood weitgehend vermeiden, bei Sport und Spiel mit gutem Beispiel vorangehen und eine kalorienarme, aber nährstoffreiche Frischkost bevorzugen, bewahrt ihre Kinder vor Schwermut, Traurigkeit und Ängsten – mehr als Ärzte und Apotheken.

Die Altersdepression

Mediziner und Soziologen betonen nicht ohne Stolz, dass die Menschen immer älter werden. Aber die Lebensumstände vieler alter Menschen wie der Verlust geliebter Angehöriger und Freunde, der Kummer über nachlassende Körperkräfte und die Minderung der Bewegungsfähigkeit, Vereinsamung oder der Umzug in ein Seniorenheim führen häufig zu depressiven Erkrankungen. Vielfach wird eine niedergedrückte Stimmung und Inaktivität als normal empfunden. Wenn diese Phasen länger anhalten, dürfen sie nicht mit dem Etikett einer vorübergehenden Befindlichkeitsstörung versehen werden. Die Altersdepression ist eine ernst zu nehmende Erkrankung, die fachgerecht behandelt werden muss. Altersdepressionen bleiben oft unerkannt, da die Alarmzeichen als körperliche Beschwerden eingestuft werden. Statistische Erhebungen beweisen: Die Altersdepression ist die häufigste psychische Erkrankung älterer Menschen.

Nur bei etwa 10–20 Prozent der Behandlungsbedürftigen wird die Krankheit diagnostiziert, und in Alten- und Pflegeheimen werden heute depressive Symptome bei 30 Prozent der älteren Männer und Frauen festgestellt. Dieser Missstand hat Gründe: Die Therapie der Depression bei älteren Menschen ist sehr viel komplizierter als die Behandlung jüngerer Patienten. Ältere Menschen leiden an verschiedenen anderen Erkrankungen und nehmen bereits Medikamente ein. Da der Organismus nicht mehr so leistungsfähig ist, wirkt sich die Medikamenteneinnahme anders aus, als dies bei jüngeren Menschen der Fall ist. Die Einnahme unterschiedlicher Arzneimittel kann Wech-

Obwohl in Alten- und Pflegeheimen depressive Symptome bei rund 30 Prozent der Insassen festgestellt werden, ist die Altersdepression ein weitgehend unbekanntes Phänomen.

Grundlagen & Behandlungsformen

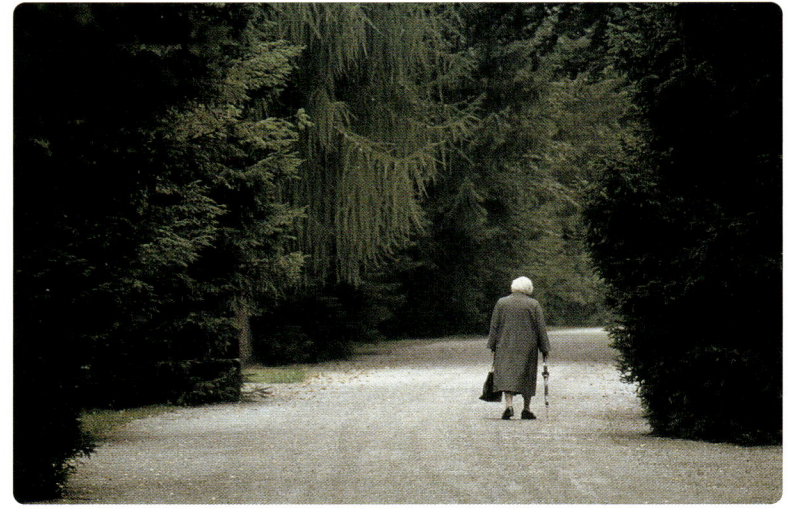

Vereinsamung kann zu einer Altersdepression führen, die unbedingt fachgerecht behandelt werden sollte.

selwirkungen hervorrufen, und die Ausscheidung der Medikamentenrückstände ist deutlich verlangsamt. Für die Therapie sind nicht nur medizinische und pharmakologische Kenntnisse, sondern auch viel Verständnis und Sensibilität notwendig, um Risiken und Nutzen der Medikamenteneinnahme gegeneinander abzuwägen. Vor allem bei den synthetisch hergestellten Medikamenten, die in der Behandlung von Depressionen vorwiegend verabreicht werden, ist bei Seniorinnen und Senioren auf Neben- und Wechselwirkungen besonders zu achten.

Bei leichten bis mittelschweren Depressionen im Alter sind pflanzliche Heilmittel deshalb immer in Betracht zu ziehen. Sie haben eine bessere Verträglichkeit, sind nebenwirkungsarm, und außerdem gibt es wissenschaftlich belegte Studien, dass beispielsweise Johanniskraut oder Kava-Kava den synthetischen Produkten absolut ebenbürtig sind. Selbst wenn die Gesundheitskosten steigen und überall der Rotstift angesetzt werden muss, sollte gerade bei der Altersdepression neben der medikamentösen Therapie an die Psychotherapie gedacht werden.

»Weibliche« Depressionsformen

Es ist seit langem bekannt: Frauen sind von depressiven Störungen doppelt bis dreifach so häufig betroffen wie Männer. Ein entsprechendes Verhältnis ergibt sich, wenn man die Anzahl der Suizidversuche von Männern und Frauen vergleicht. Tatsächlich neigen Frauen wohl dazu, sich leichter Krankheiten einzugestehen und die Bereitschaft zu besitzen, ohne Scham Hilfen in Anspruch zu nehmen. Männer dagegen verdrängen belastende Lebensereignisse, flüchten sich in körperliche Symptome und neigen eher zu einer larvierten Depression. Deshalb finden sich unter Männern mehr Fluchtversuche in den Alkohol, in Drogen oder Arbeit. Ob sie deshalb also tatsächlich in einem solchen Umfang weniger depressiv sind, wie es uns die Statistiken weismachen wollen, sei dahingestellt.

Bei Frauen treten depressive Störungen zwei- bis dreimal so häufig auf wie bei Männern. Die Gründe dafür sind allerdings noch nicht hinreichend erforscht.

LARVIERTE DEPRESSION

Diese Form der depressiven Erkrankung versteckt sich hinter einer Maske (Lateinisch: larva) körperlicher Beschwerden. Seelische Beschwerden wie Traurigkeit, Energielosigkeit und Mutlosigkeit werden von körperlichen Leiden, beispielsweise Kopfschmerzen und Herzbeschwerden, überdeckt. Je nach Ursache kann es sich hierbei um eine psychogene, endogene oder somatogene Depression handeln.

Typische Frauendepressionen werden verschiedenen Lebensabschnitten zugeordnet. Sie treten in der Pubertät, der Schwangerschaft, im Zusammenhang mit dem prämenstruellen Syndrom, als Wochenbettdepression (Babyblues) und in den Wechseljahren (Klimakterium) auf. Die häufigste ist wohl die klimakterische Depression. Sie wird als eine bio-psycho-soziale Störung bezeichnet.
Trotz allem spielt die weibliche Biologie eine nicht zu unterschätzen-

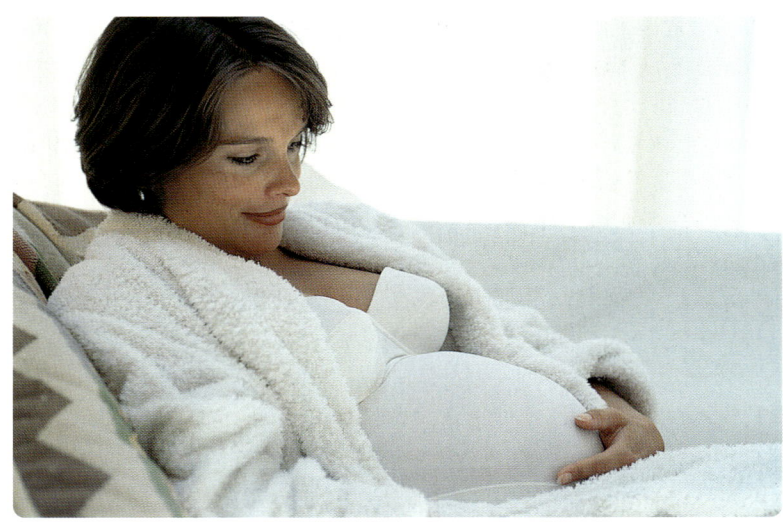

In Phasen starker hormoneller Schwankungen, etwa während der Schwangerschaft, kann es schnell zu depressiven Verstimmungen kommen.

de Rolle dabei. Dass während der Pubertät, in Phasen des weiblichen Zyklus sowie durch Schwangerschaft, Geburt, Wochenbett und Wechseljahre ein hormoneller Umbruch eintritt, liegt auf der Hand. Frauen klagen in diesen Lebensabschnitten gehäuft über Reizbarkeit, Stimmungsschwankungen, Erschöpfungszustände, Schlafstörungen und Ängste. Die endgültige Klärung des Problems Frauendepressionen muss die biochemische, medizinische, soziologische und psychologische Grundlagenforschung herausarbeiten.

Depressionen in der Pubertät, während der Monatsregel sowie im Verlauf und nach den Wechseljahren sind jedoch nicht allein von hormonellen, sondern auch von psychosozialen Einflüssen bestimmt. Eine Vielzahl epidemiologischer Studien zeigt die sozialen Zusammenhänge zwischen Gesellschaft und weiblichem Geschlecht. Die typische Frauendepression ist häufig durch die althergebrachte Frauenrolle vorgezeichnet. Die Erziehung zu weiblicher Nachgiebigkeit verstärkt die Tendenz zu mangelndem Selbstbewusstsein und ist nicht dazu angetan, die eigenen Fähigkeiten und Stärken zu erkennen. Hilflosigkeit und der Rückzug in depressive Verstimmungen sind

oftmals Ausdruck dieses sozialen Rollenverhaltens. Gerade die Hilflosigkeit wird zu einer typischen Haltung von depressiv veranlagten
Frauen.

Ungezählte Untersuchungen zeigen, dass gerade mangelndes Selbstwertgefühl ein hohes Risiko darstellt, an einer Depression zu erkranken. Erfahrungswerte bei depressiven Jugendlichen belegen, dass der
Zustand ihres Selbstwertgefühls Prognosen darüber zulässt, in wel-
chem Zeitraum sie sich von ihren Depressionen erholen. Die Ausprägung des Selbstwertgefühls erkrankter weiblicher Jugendlicher er-
wies sich für den Krankheitsverlauf sogar als signifikanter als die Be-
stimmung des Schweregrads der Depression. Aufgrund dieser
Erkenntnisse ist für weibliche Jugendliche eine Depressionsbehandlung zur Stärkung des Selbstwertgefühls unerlässlich. Hier ist die
Psychotherapie gefordert. Sie fußt auch auf der Erkenntnis, dass die
medikamentöse Behandlung bei depressiven Kindern und Jugendlichen nicht die gleiche Wirksamkeit zeigt wie bei Erwachsenen. Sind
Minderwertigkeit und Selbstzweifel auf dem Rückzug und erwächst
daraus ein natürliches Selbstwertgefühl, haben medikamentöse Krü-
cken ohnehin ihre Bedeutung verloren.

Mangel des Selbstwert-gefühl stellt ein hohes Risikopotenzial dar, an einer Depression zu erkranken.

Die Wochenbettdepression

Anhand neuerer Untersuchungen hat sich gezeigt, dass vor allen
Dingen Frauen, die bereits vor Schwangerschaft und Geburt zu depressiven Phasen neigten, gehäuft an einer Wochenbettdepression
leiden. Das gilt ebenso für Frauen, die vor einer Geburt an einer Wochenbettdepression erkrankt waren. Gynäkologinnen und Gynäkologen empfehlen deshalb eine vorbeugende medikamentöse Therapie
mit Antidepressiva. Hier muss allerdings sehr sorgfältig abgewogen
werden, denn es stehen das Risiko einer unbehandelten Depression
und die Gefahr einer Schädigung des ungeborenen Kindes durch Medikamente einander gegenüber. Neben diesen Überlegungen, die zwischen der schwangeren Frau und ihrem Artzt sorgfältig abgeklärt

werden müssen, spielt das soziale Umfeld, vor allem der Ehepartner, aber auch der Beistand der Eltern, Freundinnen und Freunde, eventuell auch Kolleginnen und Kollegen eine entscheidende Rolle. Sie alle sind gefordert, Unterstützung anzubieten, auf die Ängste und Nöte der Schwangeren einzugehen und ihr das Gefühl eines verständnisvollen Umfelds zu vermitteln. Was Fürsorge und Sensibilität an Schutz und Sicherheit bieten, hilft natürlich auch Medikamente einzusparen.

FRAGEBOGEN FÜR SCHWANGERE

Vielleicht wird Sie Ihr Arzt nicht danach fragen, aber fragen Sie sich selbst:

- *Fühlen Sie sich zurzeit depressiv verstimmt?*
- *Haben Sie bereits antidepressive Medikamente eingenommen?*
- *Stehen Sie augenblicklich unter Spannungen?*
- *Ist Ihre Beziehung belastet?*
- *Fühlen Sie sich überfordert und haben Sie Angst vor den unbekannten Herausforderungen nach der Geburt?*
- *Haben Sie bereits Kinder und fühlten Sie sich nach der Geburt über längere Zeit depressiv?*

Sprechen Sie mit Ihrer Gynäkologin oder Ihrem Gynäkologen, wenn Sie eine oder mehrere dieser Fragen mit »ja« beantworten.

Wenn Frauen bereits vor der Schwangerschaft und Geburt zu depressiven Phasen neigten, ist die Gefahr, an einer Wochenbettdepression zu erkranken, deutlich erhöht.

Schwere Wochenbettpsychosen, die häufig mit einer Schizophrenie verwechselt werden, sind ein bedrohlicher Krankheitszustand. Wochenbettpsychosen beginnen meistens kurz nach der Geburt und sollten sofort therapiert werden.

Das prämenstruelle Syndrom (PMS)

Man weiß heute, dass Frauen, die unter einem prämenstruellen Syndrom (PMS) leiden und starken Stimmungsschwankungen unterworfen sind, nicht mehr und nicht weniger als andere Frauen zu psychi-

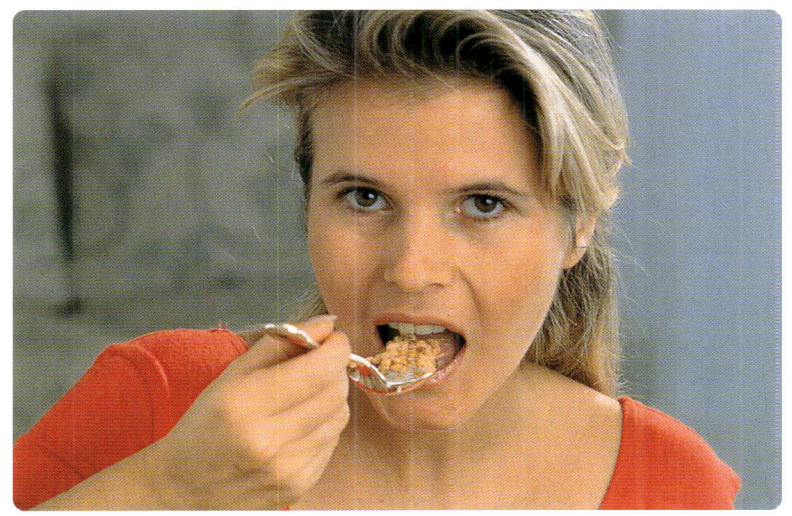

Kohlenhydrate wirken sich positiv auf das Stimmungstief vor der monatlichen Regel aus.

schen Erkrankungen neigen. Es kommt lediglich zu einer Verstärkung depressiver Symptome vor und während der Monatsblutung. Dazu Anregungen zur Selbsthilfe:

- Stimmungsschwankungen, Antriebsschwäche, Reizbarkeit und der Krach mit Partner und Kindern »in den Tagen vor den Tagen« sind durchaus kein Grund, sich schuldig zu fühlen.
- Machen Sie Ihrem Herzen Luft, anstatt Tränen zu vergießen, und reden Sie offen mit Ihrem Partner, den älteren Kindern und Kollegen über Ihr Problem. Bitten Sie um Rücksicht, anstatt sich schweigend zusammenreißen zu wollen.
- Stellen Sie Ihre Ernährung um. Essen Sie Kohlenhydrate in Form von Nudeln, Kartoffeln, Vollkornbrot und Müsli. Diese beeinflussen das Stimmungstief einer PMS positiv. Der Heißhunger auf Süßes – er entsteht durch Serotoninmangel – wird auf kaloriensparende Weise ausgebremst.
- Werden jedoch Reizbarkeit, Angst und Anspannung übermächtig reden Sie mit Ihrem Arzt und klären Sie ab, welche Behandlungsmöglichkeiten bestehen.

Depressionen in den Wechseljahren

Nicht jede Frau erlebt depressive Stimmungsschwankungen in den Wechseljahren. Vielfach kann die Einsicht trösten, dass es sich im Klimakterium um ganz normale Vorgänge handelt und dass dieser Lebensabschnitt eine neue und kreative Phase anstoßen kann, die rein statistisch immerhin drei Jahrzehnte währt.

Liegen jedoch mittelschwere oder gar schwere depressive Stimmungen vor, ist professionelle Hilfe gefragt. Die Erkenntnis, dass Wechseljahresdepressionen mit zahlreichen psychosozialen Faktoren einhergehen, darf keine Ausrede sein und mit der üblichen Ermunterung »Reiß dich doch zusammen, das geht schon vorbei« quittiert werden. Jeder Therapie von Depressionen in den Wechseljahren muss eine eingehende Diagnostik vorausgehen. Ob eine psychotherapeutische Beratung und/oder Medikamente angezeigt sind, ist wie bei jeder anderen Form der Depression vom Leidensdruck und den individuellen Beschwerden abhängig. Im Arzt-Patientinnen-Gespräch sollten vor der Therapie folgende Fakten abgeklärt werden:

Das so genannte »Leere-Nest-Syndrom« verstärkt Empfindungen der Nutzlosigkeit und fördert Depressionserkrankungen in den Wechseljahren.

- In den Wechseljahren kommt es zu zahlreichen Befindlichkeitsstörungen mehr oder minder starker Ausprägung. Diese können in engem Zusammenhang mit der Depression stehen. Dazu gehören Schmerzzustände, Unruhe, Ängste und Schlaflosigkeit sowie eine Schilddrüsenunterfunktion.
- Wenn Sie unter verschiedenen körperlichen Symptomen leiden, sollte zuerst eine Behandlung dieser Beschwerden erfolgen. Ob eine Hormonbegleittherapie sinnvoll ist, die bei den typischen Wechseljahresbeschwerden Erleichterung verschafft, sollte mit dem behandelnden Gynäkologen abgeklärt werden.
- Liegen seelische und soziale Probleme vor, die gerade bei Wechseljahresbeschwerden zu depressiven Zuständen führen, ist eine psychologische Beratung oder Psychotherapie vorzuziehen. Diese Behandlung kann eine Phytotherapie (mit Medikamenten auf pflanzlicher Basis) begleiten.

- Bei schweren depressiven Störungen wird der Arzt Antidepressiva verschreiben. Es ist leider noch nicht vollständig geklärt, ob eine Hormonbegleittherapie Erleichterung verschafft. Es wird augenblicklich über die Möglichkeit diskutiert, eine Kombination aus Hormonen und Antidepressiva zu verordnen. Allem Anschein nach kann die Verbreiterung des Medikamentenspektrums einer Hormonersatztherapie die alleinige Wirkung von Antidepressiva sogar optimieren.

> ## WENN MAN SIE NICHT ERNST NIMMT
>
> *Da es häufig vorkommt, dass Depressionen im Klimakterium als selbstverständliches Begleitsymptom vorausgesetzt werden, sollten Sie einen Arztwechsel in Betracht ziehen, wenn Sie sich missverstanden fühlen. Denn eines ist klar: Die Beschwerden müssen nicht sein, und Sie müssen sie auch keinesfalls aushalten. Sie haben Anspruch auf professionelle Hilfe.*

Saisonale Depressionen (SAD)

Jahreszeitliche Veränderungen der Stimmung und Aktivität sind seit langer Zeit bekannt. Die häufigste Form ist die so genannte Winterdepression, unter der Betroffene im Herbst und Winter leiden. Mit Ausbruch des Frühlings verflüchtigt sich die Schwermut meist. Symptome wie Leistungsabfall, Müdigkeit, Energielosigkeit, sozialer Rückzug und Niedergeschlagenheit charakterisieren die Winterdepression. Das übliche depressive Beschwerdebild wird durch zwei weitere signifikante Merkmale geprägt: durch ein übermäßig starkes Schlafbedürfnis (Hypersomnie) und einen auffälligen Heißhunger (statt Appetitmangel) auf kohlenhydratreiche Nahrung, insbesondere auf Süßigkeiten. Die Ursachen einer Winterdepression sind vielfältig; im Blickpunkt der Diskussion steht allerdings der jahreszeitlich bedingte Lichtmangel.

Bei Einbruch der dunklen Jahreszeit treten bei vielen Menschen Symptome wie Leistungsabfall und ständige Müdigkeit auf: die »Winterdepression«.

Depressio richtig behandeln

Jede erfolgreiche Behandlung setzt eine möglichst exakte Diagnose voraus. Schweregrad und Beschwerdebild der Erkrankung müssen zunächst genau analysiert werden. Meist führt Ihr erster Weg zum Hausarzt, der Sie dann – gegebenenfalls – an einen Facharzt überweisen wird. Die Behandlung von Depressionen fußt auf mehreren Säulen: Neben der medikamentösen Therapie mit Psychopharmaka stehen weitere therapeutische Möglichkeiten zur Verfügung: Psychotherapie (Gesprächstherapie, Psychoanalyse), körperliche Aktivität, therapeutischer Schlafentzug und die Therapie mit Phytopharmaka. Näheres über die einzelnen Behandlungsformen erfahren Sie auf den folgenden Seiten.

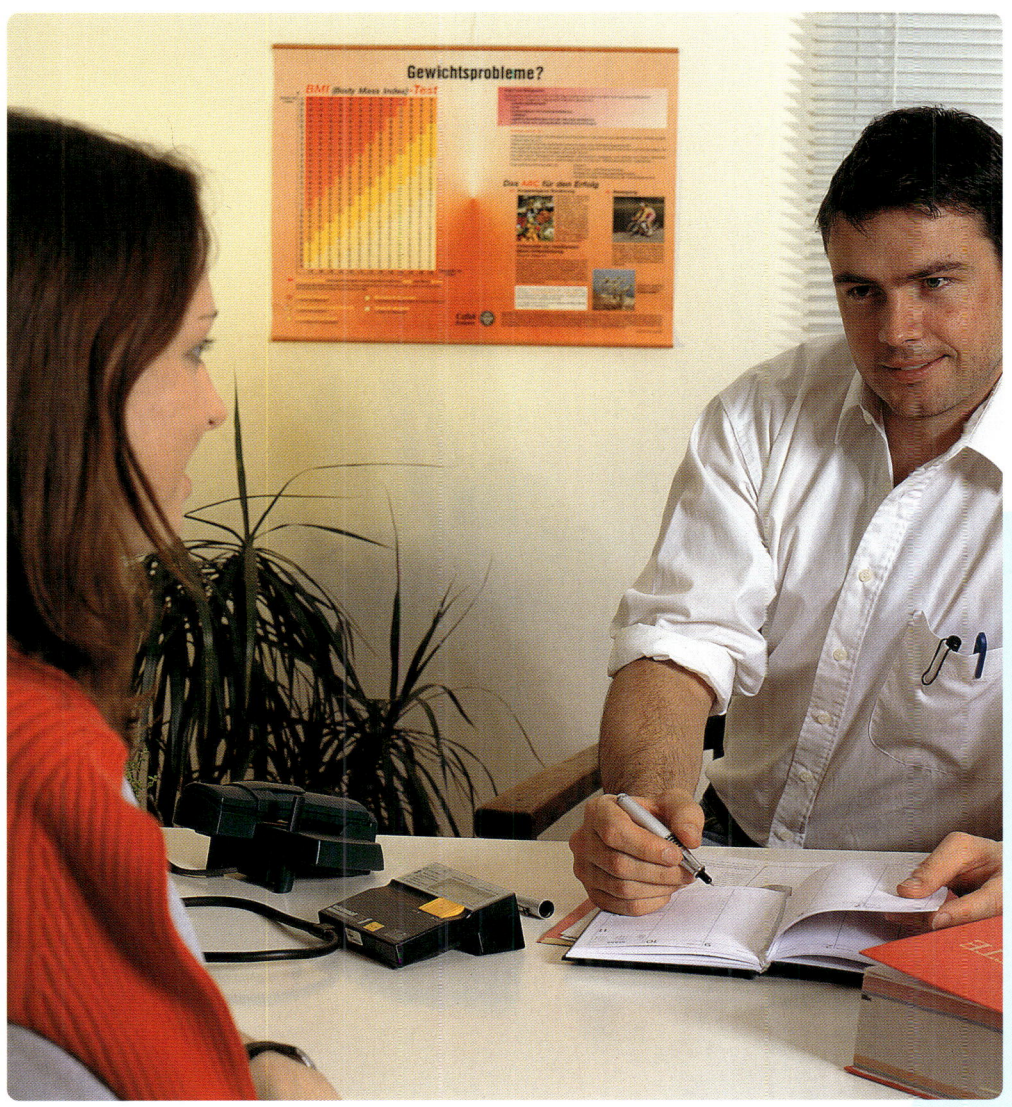

Der Weg zum Hausarzt

Bevor Sie sich auf den Weg zum Arzt machen, sollten Sie den folgenden psychiatrisch-psychologischen Fragebogen ausfüllen. Wenn Sie mehr als vier Fragen mit »ja« beantworten, besteht die Wahrscheinlichkeit, an einer Depression erkrankt zu sein.
Meistens vertrauen sich depressive Menschen zuerst ihrem Hausarzt an, und er bemüht sich um die Anamnese (Krankheitsgeschichte) und

CHECKLISTE: BIN ICH DEPRESSIV?

(nach: Wittchen, H.U. et al.)

Wenn Sie anhand der Checkliste die Wahrscheinlichkeit einer Depression an sich festgestellt haben, gehören Sie in die Hände eines erfahrenen Arztes.

- *Fühle ich mich seit einiger Zeit ständig taurig, niedergeschlagen oder ohne Hoffnung?*
- *Empfinde ich keine Freude, kein Vergnügen mehr, habe ich an vielem oder gar allem, was mich früher interessiert hat, das Interesse verloren?*
- *Bin ich ständig müde, erschöpft oder fühle ich mich wie ausgebrannt?*
- *Habe ich keinen Appetit mehr? Habe ich abgenommen?*
- *Kann ich seit längerer Zeit schlecht schlafen? Leide ich unter Ein- und Durchschlafstörungen oder wache ich jeden Morgen sehr früh auf?*
- *Fühle, bewege ich mich und denke ich wie mit angezogener Handbremse oder umgekehrt wie unter Strom?*
- *Habe ich mein sexuelles Verlangen verloren?*
- *Fühle ich mich wertlos, unfähig, als Versager und an allem schuld?*
- *Habe ich in letzter Zeit auffällige Konzentrationsschwierigkeiten, kann ich mir nichts merken?*
- *Erscheint mir das Leben so sinnlos, bin ich so verzweifelt, dass ich manchmal daran denke, »Schluss zu machen«?*

stellt daraufhin die Diagnose. Die wichtigste Voraussetzung ist ein offenes und vertrauensvolles Gespräch, das natürlich Zeit in Anspruch nimmt. Falls diese nicht vorhanden sein sollte, bestehen Sie auf einer Überweisung zu einem Psychiater oder Psychotherapeuten. Sehr häufig haben Allgemeinärzte nicht genügend Grundkenntnisse bei der Diagnosestellung und dem Behandlungsspektrum depressiver Störungen. Steht auf dem Praxisschild der Nachweis »Psychotherapie«, so haben der Arzt oder die Ärztin eine Zusatzausbildung und sind in der Lage, seelische Erkrankungen zu diagnostizieren.

Expertentipp

Ihr Hausarzt sollte immer »erste Adresse« sein. Er wird Sie nötigenfalls an einer Facharzt für Psychiatrie und Neurologie überweisen.

VORSICHT FEHLDIAGNOSE!

Der Weg zum Spezialisten verhindert gravierende Fehler, die folgendermaßen aussehen könnten. Der Hausarzt behandelt lediglich die Symptome wie Schlaflosigkeit oder Unruhe und verordnet ein Schlafmittel, ohne die Ursache zu kennen. Damit wird das Symptom für die Diagnose gehalten und ein Medikament verordnet, das unter Umständen noch depressiver und dazu abhängig macht. Wegen dieser Fehldiagnosen und der damit einhergehenden Zeitverschwendung werden viele behandlungsbedürftige Depressionen nicht oder viel zu spät erkannt.

Der richtige Partner

Ihr Hausarzt wird, wenn er an die eigenen Grenzen stößt, eine Überweisung zum Psychiater, Psychologen, Psychotherapeuten oder Neurologen vorschlagen. Wie unterscheiden sich diese Fachleute?
Der *Psychiater* ist Arzt mit einer Zusatzausbildung für psychische Erkrankungen. Er ist in der Lage, seelische Störungen zu erkennen und zu behandeln. Häufig besitzen Psychiater eine psychotherapeutische Ausbildung, die als Zusatzbezeichnung auf dem Praxisschild erkennbar ist. Sie dürfen entsprechend ihrer Ausbildung die Bezeichnung »Arzt für Psychiatrie und Psychotherapie« in Anspruch nehmen.

Ein *Psychologe* hat – wie der Name schon sagt – das Studium der Psychologie durchlaufen. Häufig werden schon während der Ausbildung Verfahren der Psychotherapie erlernt, aber nach dem Examen ist die ständige Fortbildung in der Praxis die entscheidende Voraussetzung für die Ausübung des Berufes.

Der *Psychotherapeut* ist bei der Abklärung seelischer Erkrankungen vielfach auf die Beurteilung eines Nervenarztes oder Psychiaters angewiesen. Erst dann, wenn die Diagnosestellung eindeutig ist, setzen die psychotherapeutischen Verfahren ein.

Unterschiedliche Krankheitsbilder erfordern unterschiedliche Behandlungsmethoden. Um die richtige Form der Behandlung zu gewährleisten, steht die Diagnose an erster Stelle.

QUALIFIKATION UND KASSENZULASSUNG

Während die Bezeichnung »Psychotherapie« heute gesetzlich geschützt ist und von den Ärztekammern verliehen wird, ist der Begriff »Psychotherapeut« keine geschützte Bezeichnung. Im Prinzip kann sich jeder so nennen. Es lohnt sich also, bei den Kassen genau nachzufragen. Wegen zahlreicher psychotherapeutischer Schulen setzt die Kassenzulassung eines Psychotherapeuten ständige Kontrollen von Krankenkassenverbänden und eine hohe Qualifikation voraus.

Auch der *Neurologe* versorgt und behandelt Menschen mit seelischen Störungen. Im Volksmund wird meist von »Nervenärzten« gesprochen. Ihre Aufgabe ist, sich mit den organischen Erkrankungen des Nervensystems zu befassen.

Die medikamentöse Therapie mit Psychopharmaka

Psychopharmaka wirken gezielt auf das Seelenleben ein. Zu dieser Medikamentengruppe zählen Antidepressiva, ferner Neuroleptika (Antipsychotika) sowie Beruhigungs- und Weckmittel. Indirekt zählt man heute auch die Lithiumsalze und bestimmte Phytopharmaka (Pflanzenwirkstoffe) dazu. Stets ist die Art der Depression entscheidend dafür, wie der individuelle Behandlungsplan zusammengestellt wird.

Psychogene Depressionen sollten vorwiegend durch psychotherapeutische und soziotherapeutische Maßnahmen behandelt werden. Darüber hinaus kann sich auch eine zusätzliche medikamentöse Therapie – etwa mit Antidepressiva – als nützlich erweisen. In Gemeinsamkeit mit den zuvor genannten Behandlungsformen kann die Dosis der Medikamente auf geringem Niveau gehalten werden. Ferner bieten sich bei großem Leidensdruck vorübergehend beruhigende und schlafanstoßende Präparate an. Leider fehlt heute zunehmend die notwendige Zeit und auch das Geld, eine psychogene Depression in dieser Form angemessen zu behandeln. Die medikamentöse Therapie nimmt einen immer größeren Raum ein. Dabei könnten das eingehende Gespräch, das Gefühl des Angenommenseins und die Möglichkeit, einfach einmal das Herz auszuschütten, so manche Medikamentenpackung einsparen.

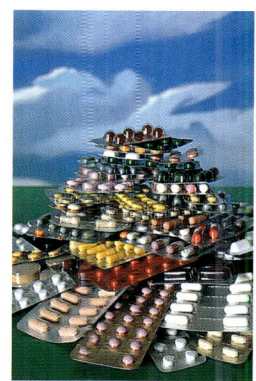

Zu den Psychopharmaka zählen vor allem Antidepressiva, Neuroleptika, Beruhigungs- und Weckmittel.

Trizyklische Antidepressiva

Bei der Bezeichnung Antidepressiva schrecken viele Patienten vor der Einnahme zurück. Die meisten von ihnen wissen etwas über unerwünschte Nebenwirkungen, und der entsprechende Beipackzettel des Medikaments ist auch nicht dazu angetan, die Besorgnis zu dämpfen. Unerwünschte Nebenwirkungen wie die Mundtrockenheit treten bei der Einnahme oft nur vorübergehend auf. Ärzte und Experten halten die meisten der gefürchteten Nebenwirkungen für weniger gefährlich und betonen, der Körper gewöhne sich nicht nur daran, sondern gleiche diese mit Gegenreaktionen aus.

Trizyklische Antidepressiva nehmen verschiedene Botenstoffe des Gehirns ins Visier. Sie wirken auf mehrere Transmittersysteme wie Serotonin und Noradrenalin sowie auf Acetylcholin und Histamin ein.

Depressionen richtig behandeln

Der Wirkungsradius auf weitere Botenstoffe ist für die unerwünschten Eigenschaften der Medikamentengruppe verantwortlich zu machen. Trizyklische Antidepressiva gelten heute als so genannter Standard der medikamentösen Depressionstherapie. Alle weiteren Medikamente müssen sich an ihren Erfolgen orientieren und messen lassen. Zahlreiche Psychiater sprechen von diesen Medikamenten als erste Wahl, da sie von ihrer Zuverlässigkeit überzeugt sind. Da jedoch alle Medikamente nicht nur dort positive Resultate zeigen, wo sie wirken sollen, sondern überall im Organismus ihre Spuren hinterlassen, können Antidepressiva nicht nur die Botenstoffe des vegetativen Nervensystems beeinflussen, sondern auch anderweitig unerwünschte Wirkungen hervorrufen.

Neben den erwünschten Effekten bei der Einnahme von Antidepressiva muss man meist eine Reihe von Nebenwirkungen in Kauf nehmen.

Die häufigsten unerwünschten Wirkungen von trizyklischen Antidepressiva sind:
• Blutdrucksenkung oder -steigerung
• Beschleunigung oder Verlangsamung des Herzschlages
• Mundtrockenheit oder gesteigerter Speichelfluss
• Verstopfung oder Durchfall
• Verstärktes oder vermindertes Schwitzen
• Hitzewallungen oder Frösteln
• Blässe oder Hautrötung
• Müdigkeit oder Schlafstörungen
• Veringerter oder vermehrter Harndrang
• Übelkeit und Erbrechen
• Kopfschmerzen
• Schwindel
• Eng- oder Weitstellung der Pupillen
• Schwierigkeiten beim Umstellen der Sehschärfe von Nah- auf Fernsicht und umgekehrt
• Anhebung des Augeninnendruckes
• Beeinflussung der Reizleitung am Herzen, Rhythmusstörungen

- Blasenentleerungsstörungen bis zum Harnverhalt
- Minderung des sexuellen Verlangens
- Erektionsschwäche bei Männern
- Selten vorkommende Verwirrtheitszustände vorwiegend bei älteren Menschen

Diese Aufzählung verstärkt die Sorge vor der Einnahme, aber ungezählte Erfahrungswerte zeigen, dass diese unerwünschten Auswirkungen bei vielen Depressiven überhaupt nicht oder lediglich abgeschwächt auftreten. Um Risiken vor der Verordnung möglichst auszuschließen, sollte der Arzt eine Messung des Augeninnendruckes und ein EKG vornehmen. Bei älteren und sehr empfindlichen Patienten ist angezeigt, auch im Verlauf der Behandlung mit trizyklischen Antidepressiva ein Kontroll-EKG zur Risikominderung durchzuführen.

WANN SOLLTE MAN DIESE MEDIKAMENTE AUF GAR KEINEN FALL NEHMEN?

- *Bei einer vergrößerten Prostata und bei Blasenentleerungsstörungen*
- *Bei Erhöhung des Augeninnendruckes (Glaukom, Grüner Star)*
- *Bei Magenentleerungsstörung wegen einer Verengung des Magenausganges*
- *Bei Herzrhythmusstörungen*

Wechselwirkungen mit anderen Arzneimitteln

Bei der Mehrfacheinnahme unterschiedlicher Medikamente und zusätzlicher Antidepressiva besteht die Gefahr einer Vielzahl von Wechselwirkungen. Die Leber ist mit dem Abbau der eingenommenen Medikamente so überfordert, dass es zu Verzögerungen der Wirksamkeit und des Abbaus der Rückstände kommen kann. Vielfach wird aus diesem Grund eine höhere Dosis des Medikaments verordnet, und damit

Vorsicht !

Antidepressiva besitzen kein Suchtpotenzial. Eine Gefahr besteht allerdings in der Vielzahl von Wechselwirkungen mit anderen Medikamenten.

steigt die Gefahr unerwünschter Folgen. Andererseits ist es auch möglich, dass die Leber ein verordnetes Medikament aus der Gruppe der Antidepressiva beschleunigt abbaut; der Blutserumspiegel ist zu niedrig, und daraufhin wird eine höhere Dosis eingenommen, um die antidepressive Wirkung zu erzielen. Vor der Verordnung eines Antidepressivums sollte der behandelnde Arzt wirklich alle Medikamente kennen, die Sie regelmäßig zu sich nehmen. Allein diese Maßnahme kann unerwünschte Wechselwirkungen berücksichtigen und dann auf ein Mindestmaß reduzieren. Ganz wichtig: Antidepressiva besitzen kein Suchtpotenzial!

Selektive Serotonin-Wiederaufnahmehemmer

Selektive Serotonin-Wiederaufnahmehemmer wirken gezielt an den Kontaktstellen der Nervenzellen.

Im Vergleich zu den herkömmlichen trizyklischen Antidepressiva wurde besonders in der Anfangsphase ihrer Markteinführung die Wirkung der selektiven Serotonin-Wiederaufnahmehemmer angezweifelt. Manche Ärzte vertraten die Meinung, diese Medikamente seien wohl eher für die Behandlung von leichteren Depressionen geeignet, während die schweren Erkrankungen auf die altbewährten Wirkstoffe besser reagierten. Die selektiven Serotonin-Wiederaufnahmehemmer wirken an den Kontaktstellen der Nervenzellen. Somit steht der Botenstoff Serotonin in höheren Konzentrationen zur Verfügung. Da sie gezielt auf das serotonerge System Einfluss nehmen, werden die anderen Neurotransmitter praktisch nicht einbezogen. Damit kommt es zu einem recht einheitlichen Nebenwirkungsspektrum.

Unerwünschte Wirkungen der Serotonin-Wiederaufnahmehemmer:
- Übelkeit
- Brechreiz
- Durchfall
- Kopfschmerzen
- Innere Unruhe
- Schlafstörungen

- Schweißausbrüche
- Verzögerter Orgasmus und Ejakulation

Wann die Medikamentengruppe der so genannten SSRI-Hemmer (=Serotonin-Wiederaufnahmehemmer) eingesetzt werden soll, muss der Facharzt entscheiden und die Therapie regelmäßig überwachen.

> ### VORSICHT BEI LEBER- UND NIERENLEIDEN
>
> *Wechselwirkungen mit anderen Medikamenten, besonders mit anderen Psychopharmaka können zu Komplikationen führen. Eine Kombination mit MAO-Hemmern verbietet sich. Bei Patienten mit schweren Leber- und Nierenleiden ist Vorsicht geboten.*

MAO–Hemmer

Die Wirkung der Mono-Amino-Oxidase-Hemmer beruht darauf, dass die Konzentration der Neurotransmitter im Gehirn ansteigt. Unerwünschte Nebenwirkungen der Mao-Hemmer:

- Mundtrockenheit
- Angst
- Übelkeit
- Leichte Verdauungsbeschwerden
- Schlafstörungen

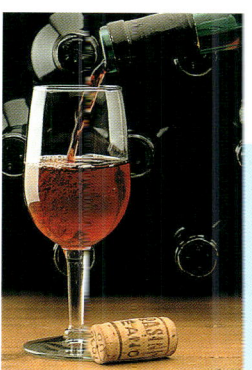

Bei der Einnahme bestimmter MAO-Hemmer der ersten Generation war der Genuss von Rotwein verboten.

Bei der Einnahme von MAO-Hemmern der ersten Generation mussten die Patienten eine strenge Diät einhalten. Sie durften keinesfalls Nahrungsmittel, die den Eiweißstoff Thiamin enthalten, zu sich nehmen. Dazu zählten vollreifer Käse, Salzheringe und andere verarbeitete Fischprodukte sowie Rotwein. Diese Form der nebenwirkungsreichen MAO-Hemmer hat mittlerweile in der Depressionsbehandlung an Bedeutung verloren. Sprechen Sie bei der Verordnung mit Ihrem Arzt darüber, ob Sie Diätvorschriften einhalten müssen.

Tranquilizer

Beruhigungsmittel vom Typ der so genannten Benzodiazepine, auch Tranquilizer genannt (lateinisch: tranquilus = ruhig), wirken angstlösend, ausgleichend beruhigend und zuweilen auch schlaffördernd. Tranquilizer können allerdings süchtig machen!

Wegen des Abhängigkeitspotenzials ist mit dieser Medikamentengruppe nur mit größter Vorsicht umzugehen. Wenn Sie über längere Zeit eingenommen werden, wirken sie sich negativ auf das Konzentrations- und Reaktionsvermögen aus. Der behandelnde Arzt sollte unbedingt darauf hinweisen, dass es zu einer Steigerung von Unfallrisiken etwa im Straßenverkehr, am Arbeitsplatz oder im Haushalt kommen kann. Diese Folgen werden als Hangover-Effekt bezeichnet, vor allem weil sich die Aufwachphase am Morgen verzögert.

> **! Vorsicht**
>
> *Tranquilizer bergen ein großes Abhängigkeitspotenzial in sich. Sie sollten deshalb nicht über einen längeren Zeitraum eingenommen werden.*

Neuroleptika

Neuroleptika kann man im Wesentlichen in zwei Gruppen unterteilen: Die einen so genannten hochpotenten Neuroleptika sind vor allem in der Therapie von Psychosen (Geisteskrankheiten) heute unverzichtbar. Die anderen so genannten niederpotenten Neuroleptika bewähren sich insbesondere bei Unruhe-, Erregungs- und Angstzuständen sowie Ein- und Durchschlafstörungen. Neuroleptika machen nicht süchtig!

Weckmittel

Psychostimulanzien (Weckmittel) haben heute ihre Berechtigung fast gänzlich verloren und werden von den Ärzten nicht mehr verordnet. Begründung: Weckmittel haben ein hohes Suchtpotenzial.

Lithiumsalze

Lithiumsalze sind jene Medikamente, die bei immer wiederkehrenden depressiven Phasen einen Rückfall verhindern sollen, sofern man sie über Monate oder Jahre hinweg regelmäßig einnimmt.

Die medikamentöse Therapie mit Phytopharmaka

Phytopharmaka (Pflanzenheilmittel) haben ihre Wirkung auf das Seelenleben seit Jahrtausenden unter Beweis gestellt. Sie finden in letzter Zeit zunehmend Beachtung, da von vielen Menschen die Arznei aus der »grünen Apotheke« gewünscht und bevorzugt eingenommen wird.

Phytopharmaka werden nicht nur gern genommen, sondern die Erwartungen an diese Medikamentengruppe sind hoch. Da pflanzliche Heilmittel kaum Nebenwirkungen nach sich ziehen und nicht süchtig machen, haben sie bei alltäglichen Befindlichkeitsschwankungen mit Verstimmungszuständen und leichten Depressionen durchaus ihre Berechtigung. Arzt und Patient sollten deshalb die Grenzen der Wirksamkeit von pflanzlichen Heilmitteln kennen und respektieren. Mittelschwere Depressionen könnten bereits ein Anlass sein, kurzfristig Antidepressiva einzusetzen!

Welche Pflanzenheilmittel werden eingesetzt?

Am bekanntesten ist inzwischen das Johanniskraut. Es wird gegen leichte bis mittelschwere depressive Zustände eingesetzt. Kommen noch Angst und innere Unruhe hinzu, kombiniert man mit Baldrian, Hopfen, Passionsblume und Melisse. Die Wirkung von Phytopharmaka kann gelegentlich drei Wochen auf sich warten lassen. Ernstere Nebenwirkungen sind nicht bekannt.

Die einzige Vorsichtsmaßnahme bei der Einnahme von Johanniskraut ist, intensive Sonnen- und UV-Bestrahlungen (auch Solarien) zu meiden. Auch bei langfristiger Einnahme besteht wie bei allen anderen Antidepressiva keinerlei Suchtgefahr. Die Dosierung in den verschiedenen Darreichungsformen sollte in Absprache mit dem Arzt oder Apotheker erfolgen. Diese kann bei den verschiedenen Präparaten sehr unterschiedlich aussehen.

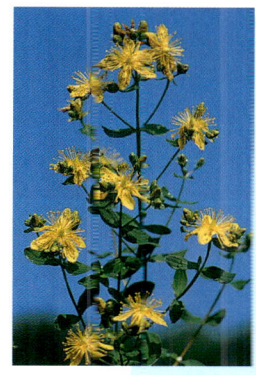

Johanniskraut weist keine Nebenwirkungen auf; allerdings sollte man intensive Sonnenbäder oder Solariumsbesuche meiden.

PFLANZENHEILMITTEL MIT STIMMUNGSAUFHELLEN-DER WIRKUNG

Von den zahlreichen Heilpflanzen mit Wirkung auf das Seelenleben haben sich vor allem folgende durchgesetzt:

- *Johanniskraut*
- *Baldrianwurzel*
- *Passionsblumenkraut*
- *Hopfenzapfen*
- *Melissenblätter*
- *Kava-Kava-Wurzelstock*

Sie haben vorwiegend beruhigende, entspannende und einschlaffördernde Wirkung bei nervösen Spannungs-, Unruhe- und Angstzuständen sowie leichteren depressiven Verstimmungen. Phytopharmaka sind Medikamente und müssen auch so behandelt werden. Setzen Sie pflanzliche Heilmittel nicht unbedacht ein! Wie bei jedem Medikament gilt: Die Dosis macht das Gift.

Hopfen beruhigt die Nerven und sorgt für gesunden Schlaf.

Kaum zu erwarten: Nebenwirkungen

Phytopharmaka in der Depressionsbehandlung besitzen keine oder nur sehr geringfügige Nebenwirkungen. Es ist bekannt, dass besonders hellhäutige Menschen bei einer Johanniskraut-Therapie zu erhöhter Lichtempfindlichkeit neigen. Kava-Kava ruft gelegentlich eine Gelbfärbung der Haut hervor und sollte nicht während der Schwangerschaft und Stillzeit eingesetzt werden. Auch bei endogenen Depressionen ist Kava-Kava nicht geeignet. Dies ist die einzige Ausnahme. Ansonsten sind keine Kontraindikationen oder Anwendungsbeschränkungen bekannt. Die bei synthetischen Antidepressiva gefürchtete Herabsetzung des Reaktionsvermögens tritt bei pflanzlichen Heilmitteln zur Linderung von Depressionen nicht auf. Das ist insbesondere für ältere Menschen wichtig, die im Berufsleben und im Straßenverkehr leichter stürzen.

Homöopathische Arzneimittel

Im breiten Spektrum der Depressionsbehandlung haben Homöopathika inzwischen einen unverzichtbaren Stellenwert. Sie werden von Ärzten verordnet, die eine Zusatzausbildung in Homöopathie erworben haben. Auch Heilpraktiker können die richtigen Ansprechpartner sein. Folgende Zubereitungen haben sich bewährt:

- Aurum metallicum (Gold): Ist das Verhalten des Betroffenen von Schwermut und Zukunftsängsten gekennzeichnet, sollte dieses Arzneimittel in Betracht gezogen werden.
- Conium (Schierling): Neigen Menschen zu Verdrießlichkeit und Hypochondrie (übersteigerte Krankheitsangst) oder sind sie ganz besonders scheu, ist Conium angezeigt.
- Calium bromatum (Caliumbromid): Bei der Behandlung von manischen Depressionszuständen und krampfartigen Beschwerden hat sich Calium bromatum bewährt.
- Mandragora e radice (Alraunwurzel): Gehen depressive Zustände mit Apathie, Arbeitsunlust, Konzentrationsstörungen und Erschöpfung einher, bewährt sich dieses Homöopathikum.

Ein erfahrener Homöopath wird erst nach einem ausführlichen Gespräch unter Berücksichtigung der Persönlichkeit und individuellen Krankheitsgeschichte das geeignete Mittel wählen. Bei den hier angegebenen Homöopathika handelt es sich um so genannte Konstitutionsmittel, die für bestimmte Typen oder Krankheitsmuster als geeignet gelten.

Wenn Sie einen Heilpraktiker zum Ansprechpartner wählen, wird er Ihnen zur Behandlung Ihrer Depression homöopathische Arzneimittel verabreichen.

Weitere Behandlungsmöglichkeiten

Das Ziel aller Therapieansätze bei Depressionen ist, die Selbstheilungskräfte von Körper, Geist und Seele zu stärken, über die jeder Mensch verfügt. Insbesondere Patienten mit einer endogenen Depression wirken nicht nur durch ihre für Außenstehende unfassbare

Entschlusslosigkeit, sondern durch eine tief sitzende Kraftlosigkeit wie gelähmt. Sie glauben deshalb, keinen eigenen Beitrag zur Genesung leisten zu können, insbesondere was ihre körperliche Leistungsfähigkeit anbelangt. Das ist jedoch ein Irrtum!

Körperliche Aktivität

Kraftlosigkeit wirkt wie ein Teufelskreis, der immer weiter schwächt. Hier muss man einfühlsam und konsequent die Selbstheilungskräfte locken und täglich einen eigenen therapeutischen Beitrag des Patienten fördern und verlangen. Dieser besteht beispielsweise aus anfänglich kleinen, aber nicht minder wichtigen Maßnahmen wie morgendlichem Trockenbürsten, Wechselduschen sowie täglicher körperlicher Aktivität. Joggen und Walking sind zu Beginn nicht angezeigt, aber ein zügiger Spaziergang, am besten bei Tageslicht und nicht unter einer Stunde, gibt den Selbstheilungskräften durch Stimmungsaufhellung echten Rückenwind. Weitere Schritte sind kreislaufanregende Maßnahmen durch moderate Bewegung wie Fahrradfahren, leichte Gartenarbeit, Skilanglauf, Ballspiele oder Schwimmen.

Alle diese Vorschläge dürfen nur ganz behutsam in den Alltag depressiver Menschen eingefügt werden – nach dem Motto: Der Weg ist das Ziel.

Körperliche Aktivität ist ein Antidepressivum von enormer Wirkung ohne jede negative Einschränkung. Die Angehörigen Depressiver sollten unbedingt darauf achten, dass für den Patienten kein Tag ohne körperliche Aktivität vergeht. Ermunterung und konsequente Begleitung – zumindest am Anfang – bieten die beste Aussicht auf Erfolg.

Licht, Sonne, Bewegung – ein unschlagbares Team

Die Lichttherapie eignet sich vor allem zur Behandlung von Menschen, deren depressive Zustände von der Jahreszeit abhängen. Durch den Mangel an Sonnenlicht kommt es zur so genannten Winterdepression. Hier können bereits Spaziergänge bei Sonnenschein

Für einen depressiven Menschen ist der »Weg das Ziel«. Deshalb müssen die Selbstheilungskräfte einfühlsam geweckt werden.

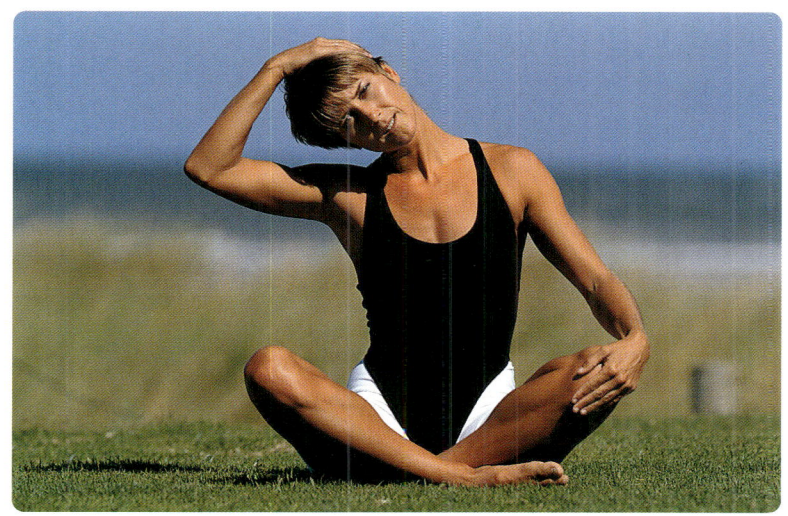

Körperliche Aktivität bei Sonnenschein – damit wecken Sie die Selbstheilungskräfte Ihres Körpers.

oder ein Klimawechsel Wunder wirken Außerdem empfiehlt sich der Einsatz spezieller Tageslichtlampen sowie von Höhensonne, Rotlicht oder UV-Licht. Wer es sich leisten kann, macht am besten einen Urlaub in den Bergen oder in südlichen Gefilden.

Es muss aber nicht immer die Sonne sein. Selbst ein bedeckter Himmel entwickelt eine ausreichende Lichtintensität und heilsame Wirkung auf die Stimmung.

Therapeutischer Schlafentzug

Der therapeutische Schlafentzug, bei dem der Depressive die ganze oder zumindest die zweite Hälfte der Nacht wach bleiben muss, hat sich in der Behandlung depressiver Zustände bewährt. Durch mehrere Schlafentzugsbehandlungen, die während einer Kur oder eines Klinikaufenthaltes stattfinden sollten, kommt es schließlich zu einer zumindest zeitlich begrenzten Stimmungsaufhellung.

Zuviel Schlaf kann den Verlauf einer depressiven Phase ungünstig beeinflussen. Bleiben Sie deshalb nicht zu lange im Bett, sondern versuchen Sie – auch wenn Ihnen der Antrieb fehlt – aufzustehen.

Gehen Sie abends lieber spät zu Bett, wenn Sie wirklich müde sind.

Die Psychotherapie

Auch wenn Medikamente heute einen ganz entscheidenden Beitrag zur erfolgreichen Behandlung von Depressionen leisten, kann in vielen Fällen nicht auf eine seelische Betreuung des Betroffenen verzichtet werden. Für viele Depressive ist es von großer Bedeutung, einmal ihr Herz ausschütten zu können, jemanden zu haben, der ihnen einfach nur zuhört. Hier tritt die Psychotherapie auf den Plan: Ihre Aufgabe ist die Behandlung kranker Menschen mit psychologischen Mitteln. Es gibt unterschiedliche psychotherapeutische Verfahren.

Familientherapie

Weil jeder Mensch in einem Geflecht von Beziehungen lebt und die Erkrankung in erster Linie die Familie betrifft, bezieht die Familientherapie das Umfeld des depressiven Menschen ein. Notwendige Veränderungen im Leben des Patienten – so die Auffassung der Experten – haben nur dann eine bleibende Wirkung, wenn sie auch im Familienleben umgesetzt werden. Gelingt ein anderer Umgang miteinander, wird der Teufelskreis durchbrochen, in dem sich der depressive Mensch wertlos, überflüssig, ungeliebt oder auch abgelehnt vorkommt. Die Familientherapie ist aber auch für das soziale Umfeld eines Depressiven wichtig, wenn sich die Angehörigen unverstanden, überbeansprucht und verängstigt fühlen, weil sie den Problemen nicht gewachsen sind. Eine Familientherapie sollte möglichst alle Familienmitglieder mit einbeziehen, um neue Formen des Umgangs miteinander zu erproben und Problemlösungen zu üben. Die Behandlung besteht meist aus sechs bis zwölf Sitzungen und wird von Kliniken und Beratungsstellen angeboten. Sie umfasst sowohl verhaltenstherapeutische als auch tiefenpsychologische Verfahren. In der Regel übernehmen die gesetzlichen Krankenkassen die anfallenden Kosten. Es ist jedoch ratsam, vor dem Beginn der Familientherapie die Krankenkasse zu verständigen und die Erstattung zu besprechen.

★ **Expertentipp**

Jemandem, der depressiv ist, kann man häufig schon damit etwas helfen, dass man ihm einfach nur zuhört.

Gruppentherapie

Aus der Notwendigkeit, möglichst vielen Patienten ein therapeutisches Angebot anzubieten, entstand die Gruppentherapie. Sie wird bei bestimmten Problemen und Störungen angewandt, um Patienten aufzubauen und zu motivieren. Das Ziel ist, in und mit der Gruppe zu sprechen und sich als Teil einer Gemeinschaft zu empfinden, die gleich gelagerte Probleme bewältigen muss. Nur in Einzelfällen wird daraus eine Einzeltherapie. Eine Gruppe sollte nicht mehr als fünf bis zehn Teilnehmer umfassen.

Im Allgemeinen finden die Sitzungen ein- bis zweimal wöchentlich statt und dauern jeweils ein bis zwei Stunden. Die Behandlung in der Gruppentherapie wird normalerweise von den Krankenkassen übernommen.

Die Gruppentherapie entstand aus der Notwendigkeit, vielen Patienten ein therapeutisches Angebot machen zu können.

Psychotherapie bei Kindern und Jugendlichen

Hilflose Eltern, die sich nicht darüber im klaren sind, ob ihr Kind unter Depressionen leidet, wenden sich am besten zuerst an den Kinderarzt. Er kennt die Familie, und die jungen Patienten haben Vertrauen zu ihm. Nach eingehender Diagnose wird der Kinderarzt das Kind oder den Jugendlichen an einen Facharzt für Kinder- und Jugendpsychiatrie überweisen. Diese führen ihre Behandlung in der freien Praxis durch, und die Krankenkassen übernehmen die Kosten der Psychotherapie, wenn der Therapeut eine Kassenzulassung besitzt.

Psychotherapeutische Unterstützung für Kinder und Jugendliche bieten darüber hinaus Familienberatungsstellen in Städten und Gemeinden oder Träger wie Caritas, Diakonisches Werk, Arbeiterwohlfahrt und andere an.

Weil sie dem Kind entspricht und dessen eigene Ausdrucksmittel nutzt, hat sich die Spieltherapie für Kinder ab drei Jahren bewährt. Sie setzt sich aus Bausteinen der Gesprächstherapie sowie psychoanalytischen und tiefenpsychologischen Ansätzen zusammen.

Grundlagen & Behandlungsformen

Wie können Angehörige helfen?

Angehörige und Freunde eines depressiven Menschen müssen lernen, Verständnis für dessen Leiden aufzubringen. Zu Missverständnissen und Fehlern kommt es, wenn der Erkrankte so behandelt wird, als sei er lediglich verstimmt, überbeansprucht, ängstlich und beunruhigt oder nur gelangweilt. Das Unvermögen des Kranken, Gefühle mitzuteilen, sollte nicht irrtümlich als ein Fehlen von Zuneigung oder gar Gefühlskälte verstanden werden. Die ständigen, oft überbewerteten Klagen über viele Krankheitsbilder entsprechen einer Depression und sollten nicht als schwere körperliche Erkrankung mit allen erdenklichen Folgen fehlinterpretiert werden.

Wenn jedoch Todeswünsche oder Selbstmordgedanken geäußert werden, sollten die Angehörigen sehr hellhörig werden. Ein entscheidender Fehler ist auch, den Kranken durch Vergnügungen verschiedenster Art aufheitern zu wollen. Eine längere Reise bringt meist nur eine Verschlechterung des Zustandes, da die neue Situation und die Umstellung auf eine andere Umgebung eher Verwirrung stiften. Der Kranke könnte sich durch diese zusätzlichen Belastungen noch mehr isolieren. Außerdem hat es wenig Sinn, einen depressiven Menschen darauf hinzuweisen, dass seine wechselnden Gefühlsäußerungen irrational sind. Selbst wenn es schwer fällt, sollte man die Geduld mit dem Kranken nicht verlieren, Hilfsangebote aber weitestgehend unterlassen. Sehr schnell fühlen sich Depressive noch mehr verunsichert und ziehen sich völlig in ihr Schneckenhaus zurück.

Helfen Sie Ihrem depressiven Angehörigen dabei, einen Arzt aus- und aufzusuchen. Begleiten Sie ihn nach Möglichkeit, wenn der Wunsch geäußert wird. Die Beschreibungen des Krankheitsbildes durch Angehörige und Freunde können für Diagnose und Therapie ein wichtiger Schlüssel sein. Lassen Sie keine Verunsicherung zu, wenn der behandelnde Arzt den Fehler begeht und sagt: »Organisch ist alles in Ordnung, es ist nur psychisch.« Dadurch wird der Patient

Einem Kranken fällt es schwer, Gefühle mitzuteilen. Das sollte nicht als fehlende Zuneigung oder gar Gefühlskälte missdeutet werden.

stark verunsichert, und es kommt kein tragfähiges Vertrauensverhältnis zum Behandler zustande.

Todesgedanken und -wünsche führen häufig zu unzumutbaren Verängstigungen im Familien- und Freundeskreis. Häufig ist eine zuverlässige Betreuung des Betroffenen nicht mehr gewährleistet. In solchen Fällen muss erwogen werden, den gefährdeten Patienten in ein Krankenhaus bzw. eine psychiatrische Klinik einzuweisen. Aus diesem Grunde sind die enge Verbindung und das Vertrauen zwischen dem behandelnden Arzt und dem sozialen Umfeld des Erkrankten außerordentlich wichtig.

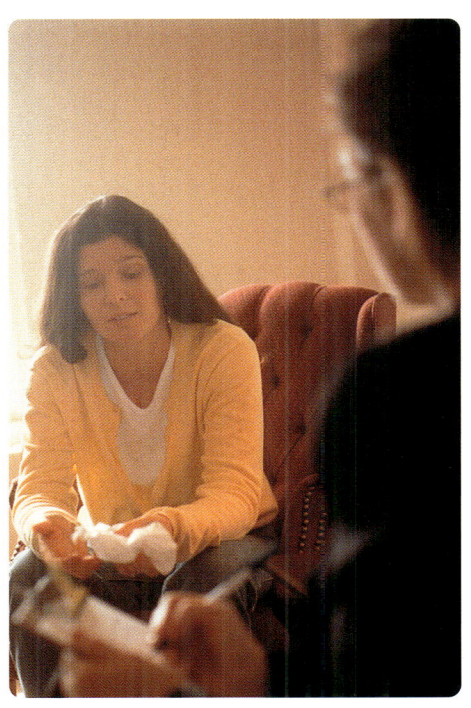

Langanhaltende Phasen einer Depression sind für die Verwandten und Feunde des Betroffenen häufig eine Zerreißprobe. Doch nicht nur die Dauer, auch die verschiedenen Ausdrucksformen depressiven Verhaltens geben Rätsel auf. Da ist der Patient bester Laune, überschätzt sich in allen Lebenslagen und kauft ein, was sich ihm gerade bietet. Auch dieses Wechselbad stellt die Angehörigen auf eine harte Probe.

Psychosomatische Hemmungen, Unlustgefühle und Konzentrationsschwächen werden häufig vom Umfeld nicht als Zeichen einer beginnenden depressiven Phase erkannt. Auf diese Weise entstehen soziale oder auch existenzielle Probleme hinter denen sich die tatsächlich vorliegende Krankheit verbirgt und auch verstärken kann.

Unterstützen Sie einen depressiven Angehörigen dain, wenn er den Wunsch nach einer Behandlung äußert.

Unterstützende Angsterkrankungen und Depressionen

Angsterkrankungen, leichte depressive Verstimmungen oder Depressionen, die auf dem Weg der Besserung sind, lassen sich mit alternativen Methoden wie Aromatherapie, Akupunktur, Akupressur oder Entspannungstechniken unterstützend behandeln. Kleine Korrekturen in der Lebensführung und der Versuch, positiv zu denken, helfen überdies, für die Zeit nach der Depression gewappnet zu sein. Gönnen Sie sich etwas Schönes, machen Sie Dinge, die Ihnen Spaß bringen – und Sie befinden sich schon auf dem Weg der Besserung. Eine gesunde, ausgewogene Ernährung rundet Ihr persönliches Gesundheitsprogramm ab – damit Ängste und Depressionen keine Chance mehr haben.

Selbsthilfe bei

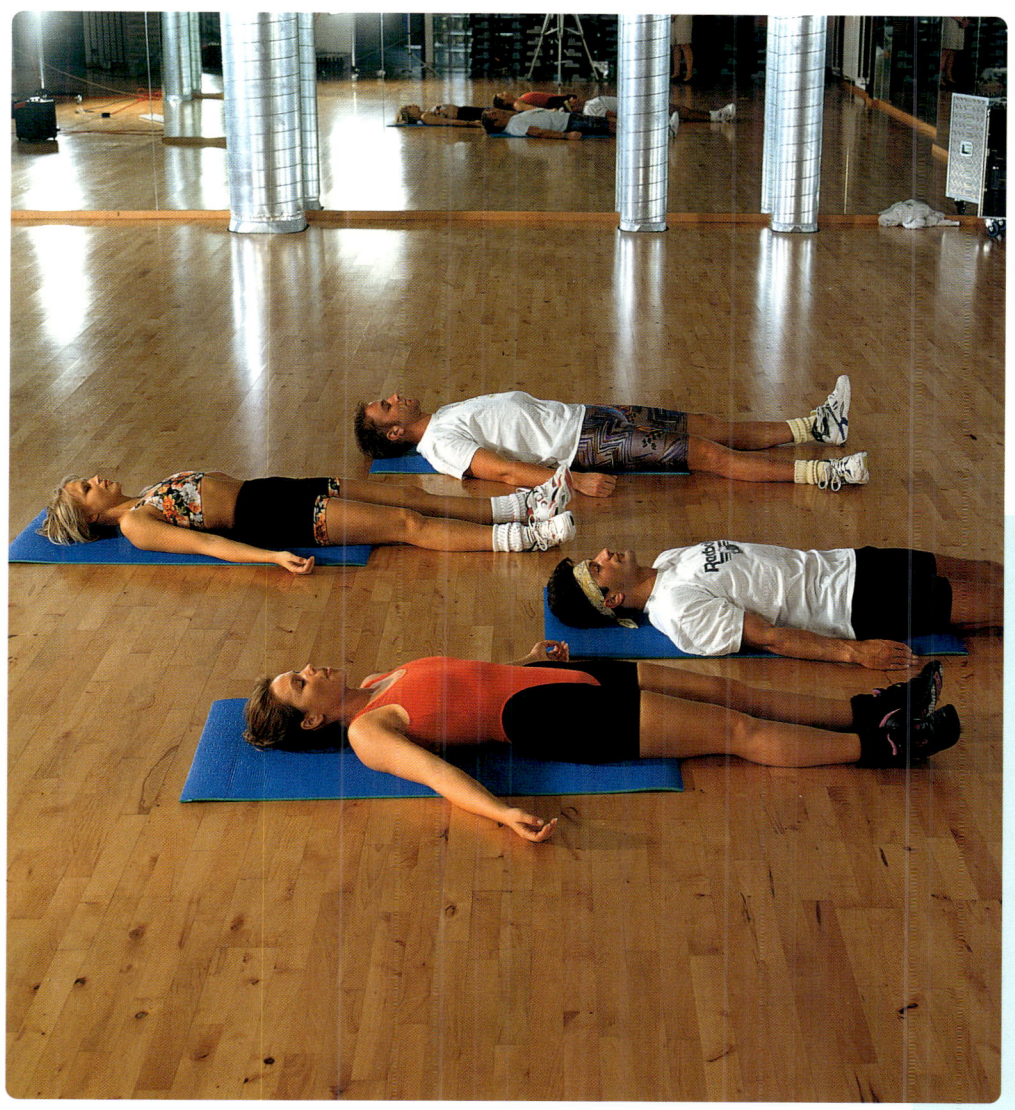

Begleitende Behandlungsformen bei der Angsterkrankung

Wenn Sie an einer Angsterkrankung leiden, ist es sinnvoll – auch für die Zeit nach der Erkrankung – Entspannungstechniken zu erlernen. Eine bewährte Methode der Selbstbeeinflussung ist das Autogene Training.

Autogenes Training

Das Autogene Training wurde von dem Berliner Psychotherapeuten Johann Heinrich Schultz (1884–1970) entwickelt. Es handelt sich hierbei um eine Methode der Tiefenentspannung mit klar strukturierten Übungen.

Beim Autogenen Training wird vom Grundprinzip ausgegangen, dass der Mensch eine körperlich-seelische Einheit bildet.

Ausgegangen wird vom Grundprinzip, dass der Mensch eine körperlich-seelische Einheit bildet. In erster Linie wirkt die Seele auf den Körper. Das heißt, seelische Belastungen können im Körper Reaktionen in Form von Verspannungen und Schmerzen auslösen. Autogenes Training fördert die körperliche und seelisch-geistige Entspannung durch positive Selbstbeeinflussung und die Nutzung der im Unterbewusstsein schlummernden Erfahrungen, um neue Energie und Kreativität zu wecken. Charakteristisch für das Autogene Training sind die einfachen, formelhaften Sätze. Durch mehrfaches Wiederholen prägen sich die Formeln besonders dem Unterbewusstsein ein und lösen somit bestimmte Wirkungen aus. Es kommt durch die Übungen unter anderem:

- Zur Beruhigung der Herzfunktion
- Zur Normalisierung und Vertiefung der Atmung ohne willentliche Steuerung des Atemrhythmus
- Zur Wärme im Sonnengeflecht (Solarplexus) und zur Entspannung der Bauchorgane
- Zur Stirnkühle
- Zu allgemeiner Entspannung und Ruhigstellung

Der Erfolg hängt entscheidend vom regelmäßigen Training ab. Wer damit beginnt, sollte zwei- bis dreimal, zumindest morgens und abends üben.

Später genügt das Autogene Training vor dem Schlafengehen und wird vielfach zu einer guten Gewohnheit, auf die man nicht mehr verzichten möchte. Die tiefe Entspannung ermöglicht die gezielte positive Selbstbeeinflussung (Autosuggestion). Hat man die Entspannung erreicht, öffnet sich das Unterbewusstsein für positive Vorstellungen, nimmt sie auf und sorgt dafür, dass diese schließlich im Alltag in Erfüllung gehen.

In die Praxis des Autogenen Trainings führen Therapeuten, Heilpraktiker und entsprechende Kurse ein, die häufig von Volkshochschulen angeboten werden.

Bewegung an der frischen Luft

Bewegung unter freiem Himmel hellt die Stimmung auf und hilft, Sorgen, Ängste und Kümmernisse loszuwerden. Um Körper, Geist und Seele in Einklang zu bringen, ist die Motivation der erste Anstoß, ein harmonisches Verhältnis zu sich selbst zu finden. Häufig setzt ein schmerzliches Erlebnis das Vorhaben in Gang, eingefahrene Bahnen zu verlassen, um durch einen gesünderen Lebensstil die eigene Existenz von Grund auf umzukrempeln. Was dem Körper gut tut, gilt gleichermaßen für die Psyche. Bewegung kann ein Schlüssel zur Bewältigung von Unruhe und Angstzuständen sein. Dies zeigt sich durch:

- Die Verbesserung der geistigen Kondition
- Die Ausgewogenheit der Seele
- Die Aufhellung der Stimmung
- Eine Änderung der Einstellung gegenüber der Umwelt und den Mitmenschen

Der Zugewinn an körperlicher Leistungsfähigkeit durch moderate Bewegung kann ähnlich einer Kettenreaktion eine ganze Menge bewir-

Frische Luft tut der Seele gut. Die Stimmung hellt sich auf, Sorgen und Ängste lösen sich unter freiem Himmel auf.

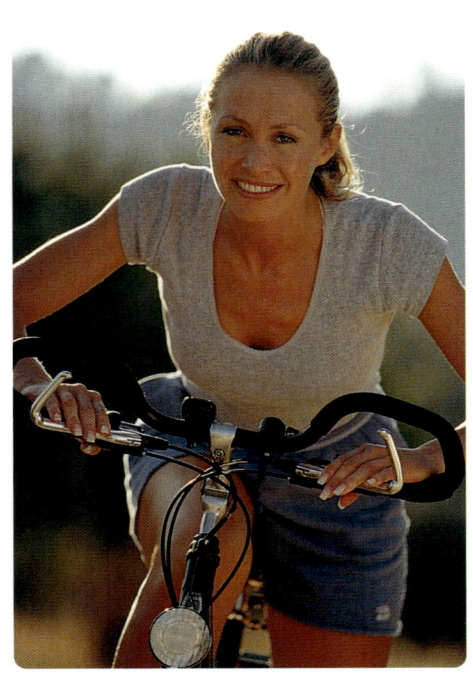

ken. Mit der Zunahme von Ausdauer, Kraft und Belastbarkeit wächst die Selbstsicherheit. Mit einem Mal können Sie Dinge tun, von denen Sie kaum zu träumen wagten. Sie fühlen sich entspannter, zufriedener, wohler und auch mutiger in der Zuversicht, Ihren Alltag besser in den Griff zu bekommen.

Die positive Lebenseinstellung wird nicht nur Ihnen bewusst, sondern tut auch Ihrem gesamten sozialen Umfeld gut. Sie genießen eine neue Lebensfreude und fühlen die Bereitschaft zu zahlreichen Aktivitäten. Sie spüren, dass die konsequente Neuorientierung durch regelmäßige sportliche Bewegung ordnende Kräf-

Ausdauersportarten wie Radfahren steigern die Ausdauer und Belastbarkeit und damit auch die Selbstsicherheit.

te in Ihr Leben trägt. Es bedarf selbstverständlich eines Lernprozesses und natürlich auch der Disziplin, bei Wind und Wetter zu laufen oder in angenehmem Tempo zu joggen. Aber der Gewinn »verleiht Ihnen Flügel« und ist die Voraussetzung, sich selbst nicht zu bemitleiden, sondern mit ähnlicher Sorgfalt, Hinwendung, Verantwortung und Nachsicht zu betrachten wie den besten Freund oder einen geliebten Menschen.

Körperliche Fitness fördern

Welche Sportart Sie wählen, ist stets vom allgemeinen Gesundheitszustand, vom Lebensalter und von der individuellen Konstitution abhängig. Verlangen Sie nicht zu viel von sich, wenn Ihr Körper ungeübt ist. Empfehlenswert sind Hobbysportarten wie Laufen, Schwimmen, Rad fahren, Skilanglauf, rhythmische Gymnastik und Ballspiele in der Gruppe. Suchen Sie sich einen Partner, der Sie motiviert, wenn die ängstliche Grundstimmung Sie daran hindern will, ein regelmäßiges Bewegungsprogramm in Ihren Alltag einzubetten.

Licht und Bewegung stimulieren die Produktion des Glückshormons Serotonin. Sie fühlen sich dadurch besser, Ängste und Unsicherheit schwinden, und es herrscht eine positive Grundstimmung vor. Ein Serotonin-Mangel wird Ihnen vom Gehirn signalisiert: Sie sitzen zu Hause, fühlen sich niedergeschlagen und gereizt und haben plötzlich Heißhunger auf Schokolade. Geben Sie diesem Signal ruhig nach, aber viel besser wäre, sich aufzuraffen und in frischer Luft einer sportlichen Betätigung nachzugehen, die den Serotoninspiegel – also den Glückshormonspiegel – ohne Kalorienballast erhöht. Viel Bewegung geht darüber hinaus mit einer intensiveren Atmung und der vermehrten Aufnahme von Sauerstoff einher.

Begleitende Behandlungsformen bei der Depression

Anti-Stress-Programme und -Therapien eignen sich hervorragend, um Nervosität und innere Unruhe abzubauen. Sie erhöhen zudem unser allgemeines Wohlbefinden.

Die Aromatherapie

Längst haben die ätherischen Öle ihren Wirkungsnachweis für die Gesundheit geliefert. Anders als konventionelle Arzneimittel kann ein Öl bei verschiedenen Menschen unterschiedliche Wirkung entfalten. Das heißt, nicht jeder reagiert auf ein Öl gleich. Probieren Sie deshalb in der Anfangsphase unterschiedliche Öle aus, bis Sie das für Sie wirksamste gefunden haben.

Für die Behandlung von leichteren depressiven Verstimmungen empfiehlt sich eine Aromatherapie mit ätherischen Ölen als begleitende Maßnahme. Lavendel, Bergamotte, Rose, Sandelholz und Zitrone wir-

Expertentipp

Eine Aromatherapie mit ätherischen Ölen eignet sich hervorragend für die Behandlung von leichten depressiven Verstimmungen.

ken stimulierend und beruhigend. Nehmen Sie einige Tropfen des Öls Ihrer Wahl und verreiben diese auf Puls, Handflächen und Schläfen. Eine angenehme Stimmung erreichen Sie mit ätherischen Ölen in Duftlampen oder gönnen Sie sich bei gedrückter Stimmung ein entspannendes Vollbad mit Basilikum-, Weihrauch- und Orangenöl. Der Duft der Orange beispielsweise hebt die Stimmung. Gleichzeitig hat er eine entspannende und damit einschlaffördernde Wirkung.

Die Akupunktur

Schon die alten Chinesen wussten von der heilsamen Wirkung der Akupunktur auf Körper und Seele des Menschen.

Bei der Akupunktur handelt es sich um ein etwa 4000 Jahre altes, aus China stammendes Heilverfahren, bei dem durch Einstechen von Gold-, Silber- oder Stahlnadeln in bestimmte Körperpunkte Erkrankungen verschiedener Organe und Funktionssysteme behandelt werden. In 14 so genannten Meridianen fließt die Lebensenergie »Qi«, die an mehr als 360 empirisch fest gelegten Akupunkturpunkten durch Einstechen beeinflusst werden kann. Depressionen sind nach der traditionellen chinesischen Medizin die Folge einer Energieblockade. Eine Anregung der Meridiane mit Hilfe der Nadelung wirkt bei einigen depressiven Menschen stimmungsaufhellend. In jedem Fall können Sie mit einer Akupunktur-Behandlung eine Anregung des Organismus erreichen und den Seelenzustand insgesamt harmonisieren.

Die Akupressur

Bei der Akupressur werden bestimmte Punkte der Körperoberfläche durch Druck, Massage und Ausstreichen stimuliert. Die sanfte Reizung der Haut führt zu einer Aktivierung der Selbstheilungskräfte. Während Sie die Akupunktur von einem Arzt oder Heilpraktiker vornehmen lassen müssen, gehört die Akupressur in den Bereich der Selbsthilfemaßnahmen. Sie können damit bei depressiven Verstimmungen und Kraftlosigkeit Aktivität und Lebensenergie positiv beeinflussen, und es besteht die Chance, dass Sie schwierige Situationen von Bedrückung und Traurigkeiten leichter überwinden.

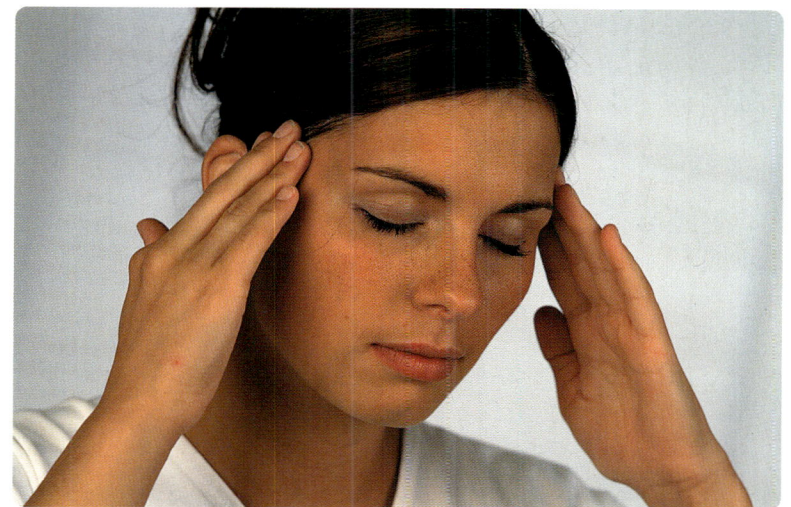

Akupressur ist eine hervorragende Möglichkeit, die Lebensenergie positiv zu beeinflussen und schwierige Situationen zu meistern.

Folgende Maßnahmen sind angezeigt:

- Der Herzpunkt liegt an der inneren Beugefalte des Ellenbogens, nahe dem Ellenbogengelenk. Massieren Sie mit sanftem Druck der Akupressur-Punkt etwa fünf Minuten lang gegen den Uhrzeigersinn.
- Der Lungenpunkt liegt in der Vertiefung der Handgelenkfalte an der Daumenseite des Handgelenks. Stimulieren Sie den Akupressur-Punkt mit kräftigen Kreisbewegungen etwa zwei Minuten lang im Uhrzeigersinn.
- Der Akupressur-Punkt des Magenmeridians liegt am Unterschenkel an der Außenseite des Schienbeines, etwas unterhalb der Kniescheibe, genau zwischen dem Schienbein und dem Streckmuskel. Massieren Sie diesen Punkt gegen den Uhrzeigersinn einige Minuten lang. Setzen Sie dabei ruhig etwas Kraft ein.

Autogenes Training

Nicht selten wird bei einer Behandlung durch einen Psychiater als begleitende Maßnahme das Autogene Training als eine Form der Entspannungstechnik vermittelt. Auch für die Zeit nach der Krankheit bietet sich diese psychotherapeutische Methode an. Regelmäßig durchgeführt, fördert sie das Wohlbefinden und bessert die Fähigkeit, mit Stress und körperlichen Beschwerden umzugehen. Die konzentrative Selbstbeeinflussung durch formelhafte Sätze behebt psychisch-vegetative Störungen, die Sie bereits von den Angsterkrankungen her kennen (siehe Seite 74). Viele Volkshochschulen bieten mittlerweile Kurse an.

Der Schwermut Grenzen setzen

Eine Änderung der Lebensumstände kann sinnvoll sein, um neue Ziele und Vorhaben in Angriff nehmen zu können.

Auf Dauer ist es sinnvoll, die bisherige Lebensführung zu ändern, um gegenüber den hohen Stress- und Belastungsfaktoren gestärkt zu sein. Das geht schon mit relativ einfachen Mitteln.

Gönnen Sie sich täglich etwas Schönes!
Es ist hilfreich, sich jeden Tag etwas Schönes vorzunehmen. Lassen Sie Ihren Träumen freien Lauf! Danach kann man dann Wünsche formulieren, sich Ziele setzen und sich vielleicht sogar darauf freuen. Wichtig ist, in die Zukunft zu blicken und sich selbst für neue Vorhaben und die Korrektur des bisherigen Lebensstils einzusetzen.

Vertrauen Sie sich einem Tagebuch an!
Für manche Menschen ist es hilfreich, sich den Kummer buchstäblich von der Seele zu schreiben. Greifen Sie zu einem Notizbuch und schreiben alles nieder, was Ihnen gerade so in den Sinn kommt. Ob stichpunktartig, im Zwiegespräch oder in Romanform, ob Erinnerungen oder Gedanken zur aktuellen Situation und für die Zukunft, Sie bestimmen, was Sie diesen persönlichen Aufzeichnungen anvertrauen. Ratsam ist, sich selbst eine Struktur zu suchen und die persönlichen Aufzeichnungen regelmäßig niederzuschreiben, beispielsweise jeden Tag zu einer bestimmten Zeit.

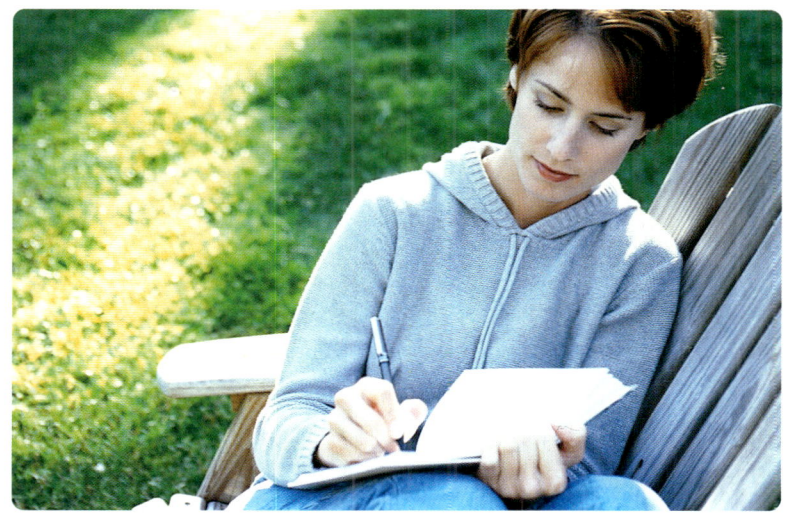

Ein Tagebuch hilft, sich den Kummer von der Seele zu schreiben.

Ändern Sie Ihren Tagesrhythmus!

Um den bei depressiven Phasen aufkommenden Gefühlen der Antriebsschwäche und Unentschlossenheit entgegenzutreten, ist es hilfreich, den Tagesablauf möglichst klar und konkret zu strukturieren. Dies geschieht beispielsweise mit Hilfe eines Stundenplans. Besonders wichtig ist, Schritt für Schritt vorzugehen, um Stress und Druck auszuschließen. Nehmen Sie nur kleinere und ganz alltägliche Vorhaben in Angriff, gehen Sie mit sich selbst geduldig, nachsichtig und behutsam um. Suchen Sie sich Beschäftigungen, die Ihnen Freude machen, weil Sie diese gut und erfolgreich durchführen können.

Denken Sie positiv!

Jedem Depressiven kommt der Vorschlag, er solle positiv denken, absurd vor. Machen Sie sich dennoch klar, dass Gedanken nachweislich eine entscheidende Wirkung auf Krankheit und Gesundheit oder seelische und körperliche Befindlichkeitsstörungen ausüben. Unabhängig davon, ob diese als Folge von äußeren Ereignissen wie dem Verlust des Arbeitsplatzes, des geliebten Partners oder scheinbar ohne

Die Qualität Ihrer Gedanken bestimmt die Qualität Ihres Lebens.

erkennbare Ursache auftreten. Wer an schweren depressiven Verstimmungen leidet, dem erscheint häufig das gesamte Dasein nutzlos, hoffnungslos und unerträglich. Es ist deshalb hilfreich, sich bewusst zu machen, dass dieses momentane negative Lebensgefühl von einer vorübergehend getrübten Stimmung hervorgerufen wird und durchaus nicht der Realität entspricht. Versuchen Sie also, aus eigener Kraft an Positives zu denken und sich bewusst zu machen, dass es nach Phasen bedrückender Erlebnisse auch viele neue und positive Erfahrungen geben wird. Der banale Satz, das Leben ist eine Achterbahn mit Hochs und Tiefs, lässt das Dasein wieder in hellerem Licht erscheinen. Die folgenden Schritte hin zu einem positiven Denken können Sie zur Depressionsbekämpfung einsetzen:

• Vermeiden Sie Sätze wie: »Ich kann das nicht« oder: »Es geht ja doch wieder schief«. Sprechen Sie sich lieber Mut zu, am besten laut und deutlich.
• Versuchen Sie, aktuelle Situationen und künftige Pläne und Vorhaben optimistisch einzuschätzen. Keine Situation ist so ausweglos, dass es angebracht wäre, daran zu verzweifeln.

Die Grenzen der Eigeninitiative

Bei schweren depressiven Erkrankungen, die sich beispielsweise durch Angstzustände, wahnhafte Selbstvorwürfe, Schuldgefühle und Zwangsdenken ausdrücken, ist es angezeigt, unverzüglich ärztlichen Rat einzuholen. Insbesondere Partner, Verwandte, Freunde und Kollegen sind aufgerufen, derartige Veränderungen bei nahe stehenden Menschen sensibel aufzugreifen. Wichtig ist: Die Betroffenen können ihren eigenen Zustand teilweise nicht mehr realisieren.

Folgende Veränderungen sind Alarmsignale und erfordern unbedingt ärztlichen Beistand und Rat:

• Todesgedanken oder -wünsche
• Wochenlange Verzweiflung und Niedergeschlagenheit

- Abkapselung und Rückzug aus dem sozialen Umfeld
- Wahrnehmungsstörungen und Verschiebung des Zeitgefühls
- Verminderte Urteilskraft

Gesunde Ernährung kontra Ängste und Depressionen

Seit Menschengedenken sind unsere Körpersysteme jeden Tag auf die verlässliche Zufuhr von rund 50 unterschiedlichen Nährstoffen angewiesen. Sie halten im wahrsten Sinne des Wortes Leib und Seele zusammen. Es ist kein Geheimnis, dass unsere überreichliche Wohlstandskost durch Unwissen und Einseitigkeit eine Mangelernährung sprich Unterversorgung mit bestimmten Vitaminen, Mengen- und Spurenelementen nach sich ziehen kann.

Die Einseitigkeit unserer Wohlstands- und Fastfoodkost garantiert nur unzulänglich unseren Bedarf an unterschiedlichen Nährstoffen.

Selbst wenn wir uns abwechslungsreich und mit frischen Nahrungsmitteln versorgen, ist dies keine Gewähr, alle Nährstoffe in ausreichender Menge zur Verfügung zu haben. Die Anforderungen der modernen Leistungsgesellschaft erhöhen nämlich den Bedarf an lebenswichtigen Mikronährstoffen, die insbesondere dem Nervensystem Unterstützung bieten. Vergessen Sie also nicht, genügend Vitamine, Mineralstoffe und Spurenelemente mit der Nahrung aufzunehmen.

B-Vitamine: Die Nervenvitamine

Eie Unterversorgung mit B-Vitaminen wirkt sich besonders auf das Nerven- und Seelenkostüm aus. Müdigkeit, Konzentrationsschwäche, Lustlosigkeit, Ängste und Missstimmungen sind mit einer optimaler Versorgung durch B-Vitamine zu mildern. Für den Patienten sind aus dieser Gruppe wichtig: Vitamin B_1 (Thiamin), B_3 (Niacin), B_6 (Pyridoxin), B_9 (Folsäure). Auch die B_{12}-Vitamine, die so genannten Cobalamine, spielen eine entscheidende Rolle für unser seelisches Gleichgewicht. Nicht umsonst werden die Vitamine der B-Gruppe als Nervenvitamine bezeichnet. Mediziner und Ernährungswissenschaftler

*Unterstützende Selbsthilfe bei Angsterkrankungen
und Depressionen*

betonen, dass Erschöpfungszustände und seelische Störungen allein
mit zusätzlichen Gaben von B-Vitaminen erfolgreich und nebenwir-
kungsfrei zu behandeln sind. Insbesondere die Folsäure ist an der Bil-
dung der beiden wichtigen Botenstoffe Serotonin und Noradrenalin
beteiligt. Serotonin hilft dabei, Verkrampfungen abzubauen, und
wirkt angenehm dämpfend. Tagsüber sorgt Noradrenalin dafür, dass
wir freudig Probleme angehen und diese dann auch bewältigen.

Der Mangel an B-Vitaminen ist in der Bevölkerung weit verbreitet. Ein
Grund hierfür ist die industrielle Fertigung von Nahrungsmitteln, und
es ist kaum mehr möglich, mit der landesüblichen Kost eine optima-
le Versorgung mit B-Vitaminen zu gewährleisten. Darum bietet sich
bei Angstzuständen und depressiven Verstimmungen eine Nahrungs-

*In vielen Fällen können
seelische Erschöpfungszu-
stände mit der Einnahme
von B-Vitaminen erfolg-
reich behandelt werden.*

DER TÄGLICHE BEDARF:

Vitamin B_1	*1,5–5 mg*
Vitamin B_2	*2 mg*
Vitamin B_3	*15–20 mg*
Vitamin B_6	*3 mg*
Vitamin B_9	*500 mg*

*Diese täglichen Gaben sind nur Anhaltspunkte. Risiken und
Nebenwirkungen sind bei einer zusätzlichen Gabe von Vitamin-B-
Komplex nicht bekannt. Gelegentlich kommt es zur Gelbfärbung
des Urins.*

*B_1 findet sich vor allem in Vollkornprodukten (Brot, Wildreis, Voll-
kornnudeln), Haferflocken und Schweinefleisch. Die besten B_2-
Lieferanten sind Fisch, Leber, Milch, Schweinefleisch, Eier und
Brokkoli. B_3-Vitamine liefern in großen Mengen Fisch und Meeres-
früchte, aber auch Vollkornprodukte, Kartoffeln, Champignons
und Erdnüsse. B_6-Vitamine nimmt man am besten mit Fisch und
Hülsenfrüchten auf, B_9-Vitamine finden sich in Leber, Eigelb, Tro-
ckenhefe und Haferflocken.*

ergänzung mit dem Vitamin-B-Komplex an. Apotheken und Reform-
häuser beraten Sie bei der Produktauswahl.

Kalzium: Der Wächter der Zellen

Der Mineralstoff wird meist im Zusammenhang mit der Festigkeit
von Knochen und Zähnen erwähnt. Sein Wirkungsradius ist aber sehr
viel breiter angelegt. Kalzium achtet wie ein aufmerksamer Pförtner
darauf, welche Substanzen in das Billionenheer von Zellen gelangen
und welche nicht. In Nerven- und Muskelzellen ist Kalzium für die
Weiterleitung elektrischer Impulse unverzichtbar und zählt deshalb
zu den wichtigsten Mineralstoffen für unser Gehirn- und Nervensystem. Kalziummangel verursacht in diesen Zellen ein Ungleichgewicht,
das sich durch nervös-ängstliche Unruhe oder im schlimmsten Fall in
schwerwiegenden psychotischen Störungen äußert.

Milch und Milchprodukte sind unsere hauptsächlichen Kalzium-Lie-
feranten. Wer auf diese Nahrungsmittel weitgehend verzichtet, steu-
ert direkt in eine Mangelsituation hinein. Der reichliche Verzehr von
Fleisch und Wurst sowie verfeinerten Produkten wie Kondensmilch

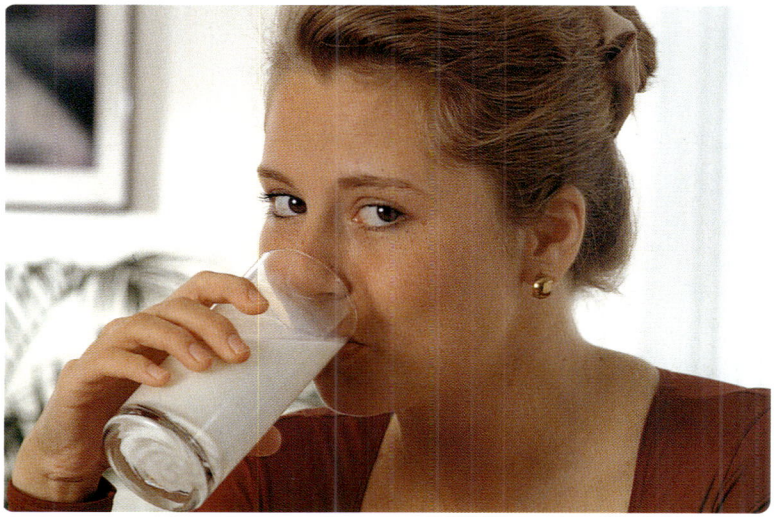

*Milch und Milchproduk-
te sind die wichtigsten
Lieferanten von Kalzium,
das für den Stoffwech-
sel der Nervenzellen
unerlässlich ist.*

DER TÄGLICHE BEDARF:

Jugendliche (10–14 Jahre)	*1000 mg*
Gesunde Erwachsene	*800 mg*
Schwangere/Stillende	*1200 mg*

*Milch- und Milchprodukte liefern zwar den größten Kalziumanteil
in unserer Nahrung, aber auch Fisch, Sojabohnen, grüne Gemüse-
sorten und Orangen enthalten reichlich Kalzium.*

und Pudding, insbesondere aber süße Getränke fördern die Kalzium-
Ausscheidung und verschärfen die Unterversorgung. Wer Milchprodukte nicht mag, sollte die Nahrung mit Kalziumtabletten ergänzen.

Magnesium: Wichtig für den Stoffwechsel

Wäre Magnesium nicht seit Urzeiten ein lebenswichtiger Bestandteil
der menschlichen Ernährung, müsste der Mineralstoff für die ge-
hetzten und verängstigten Menschen unserer Leistungsgesellschaft
neu erfunden werden. Europäische Wissenschaftler gehen davon aus,
dass etwa die Hälfte der Bevölkerung an einer nicht erkannten Man-

*Es ist ratsam, unsere
tägliche Nahrung durch
Magnesium zu ergänzen,
um einer Mangelversor-
gung vorzubeugen.*

DER TÄGLICHE BEDARF:

Kinder (bis 10 Jahre)	*200–250 mg*
Erwachsene	*300–400 mg*

*Diese Angaben gelten für Gesunde. Bei Angsterkrankungen und
Depressionen kann der Bedarf doppelt so hoch sein. Magnesium
ist in fast allen Nahrungsmitteln enthalten. Die wichtigsten Lieferanten sind Kakao, Weizenkeime, unpolierter Reis, Mandeln, Erdnüsse, Haselnüsse und weiße Bohnen. Sehr viel Magnesium findet
sich in Kürbiskernen.*

Alternative Heilmethoden&Selbsthilfe

gelversorgung leidet. Der Mineralstoff ist als Partner von mehr a s 300 Steuerungssubstanzen (Enzymen) für alle Stoffwechselvorgänge und die Funktionsfähigkeit jeder einze nen Zelle unerlässlich. Magnesium wirkt ausgleichend, entkrampfe nd und kann verlorene Gelassenheit wiederherstellen. Unsere Ackerböden sind durch Überdürgung entmineralisiert, sodass Pflanzen und Weidetiere nur noch geringe Spuren von Magnesium aufnehmen. Der Mensch als letztes Glied der Nahrungskette erhält von der Beruhigung aus der Natur viel zu wenig. Es ist deshalb ratsam, die übliche Kost mit Magnesium zu ergänzen und auf diese Weise das zu ersetzen, was fehlt.

Gesund ohne Alkohol und Nikotin

Nach Schätzungen der deutschen Hauptstelle für Suchtgefahren (DHS) konsumieren rund vier Millionen Deutsche regelmäßig Alkohol in gesundheitsschädigenden Mengen. Mehr als 2,5 Millionen Menschen sind von der Alltagsdroge Nummer eins abhängig und dam t behandlungsbedürftig. Dies sind nicht nur erschreckende Zahlen; sie zeigen auch, wie viele Menschen nach einem Strohhalm greifen, der den Weg in die Sucht ebnet und zude m keinen Ausweg bieten kann, Depressionen wirklich zu begegnen. Alkoholkonsum kann niemals eine Lösung sein, Ängsten und Depressionen zu entfliehen, ganz im Gegenteil: Regelmäßiger Alkoholkonsum verschlimmert jedes seelische Leiden.

Vorsicht ist geboten: Die Kombination von Alkohol mit Antidepressiva, insbesondere solchen mit dämpfender Wirkung, kann zu unvorhersehbaren körperlichen Konsequenzen führen. Es handelt sich um Benommenheit, Blutdruckabfall, Schläfrigkeit, Augenflimmern, Schwindelneigung und Sturzgefahr. Koffeinhaltige Getränke in größeren Mengen fördern vor allem innere Unruhe und Angstzustände. Ebenso ist die belastende Wirkung des Nikotins und anderer Inhaltsstoffe des Tabaks in Wechselwirkung mit Antidepressiva schwer abschätzbar.

Unsere Alltagsdroge Nummer eins – der Alkohol – ist sicherlich nicht dazu geeignet, Ängste und Depressionen wirksam zu behandeln.

Hilfreiche Adressen

Die Telefonseelsorge ist bei Angst und Depressionen ein erster Ansprechpartner und hilft in vielen Fällen auch mit Adressen weiter. Sie ist deutschlandweit gebührenfrei und rund um die Uhr erreichbar. Tel. 08 00-1 11 01 11 und 1 11 02 22

Auch für Angehörige gibt es Ansprechpartner. Wenn Sie hier keine Stelle in Ihrer Nähe finden sollten, wenden Sie sich am besten an folgende Einrichtungen, die es in jeder Stadt gibt und die ebenfalls Anlaufstellen für Menschen in Krisen sind:
• Psychologische Beratungsstellen
• Beratungsstellen für Ehe-, Familien- und Lebensfragen
• Psychosoziale Beratungsstellen
• Sozialpsychiatrische Dienste
Natürlich ist es auch möglich, sich an den ärztlichen Notdienst zu wenden, der über die Einrichtungen am Ort informiert sein müsste.

Im Folgenden finden Sie Adressen von Krisendiensten (nach Postleitzahlen geordnet).

POSTLEITZAHL 0...

Betreuungsstelle für Suizidgefährdete (in der Poliklinik für Psychiatrie)
Fetscherstr. 74, 01307 Dresden,
Tel. 03 51-4 58 31 11

POSTLEITZAHL 1...

Kriseninterventionszentrum Krankenhaus Moabit
Turmstr. 21, 10559 Berlin,
Tel. 0 30-39 37 20 40

Krisen- und Beratungsdienst e. V.
Apostel-Paulus-Str. 35,
10823 Berlin, Tel. 0 30-7 81 85 85

Kriseninterventionsstation im Krankenhaus am Urban
Dieffenbachstr. 1, 10967 Berlin,
Tel. 0 30-69 77 02

Kriseninterventionstation im Krankenhaus Neukölln
Rudower Straße 48, 12351 Berlin,
Tel. 0 30-60 04 22 29

Krisenambulanz in Wedding
Malplaquetstr. 32, 13347 Berlin,
Tel. 0 30-4 55 30 30

**Psychiatrischer Notdienst in
Berlin-Charlottenburg und
Wilmersdorf**
Horstweg 2, 14059 Berlin,
Tel. 0 30-3 22 20 20

**NEUhland, Hilfen für
suizidgefährdete Kinder und
Jugendliche e.V.**
Nikolsburger Platz 6, 10717 Berlin-
Wilmersdorf, Tel. 0 30-8 73 01 11,
Fax 0 30-8 73 42 15;
Internet: www.neuhland.de

POSTLEITZAHL 2...

**Verein zur Suizidprophylaxe
e.V.**
Kleiner Pulverteich 15a, 20099
Hamburg, Tel. 0 40-24 63 95

**Psychosoziale Kontaktstelle –
Lotse**
Fährstr. 70, 21107 Hamburg-Wil-
helmsburg, Tel. 0 40-75 99 99

Die Brücke e.V.
Großflecken 26, 24534 Neumünster,
Tel. 0 43 21-4 77 70

**Anonymes Beratungszentrum
für junge Menschen e.V.**
Grazer Str. 76, 27568 Bremerhaven,
Tel. 04 71-4 29 29

Offene Tür Bremen
Balgebrücke 22, 28195 Bremen,
Tel. 04 21-32 42 72

Sozialpsychiatrischer Dienst
Hornerstr. 60–70, 28203 Bremen,
Tel. 04 21-36 11 55 66

POSTLEITZAHL 3...

**Präventionsprogramm
Polizei/Sozialarbeiter**
Gartenallee 14, 30449 Hannover,
Tel. 05 11-44 69 96 oder -45 74 13
oder -1 09 39 48

**Beratungsstelle für Selbstmord-
gefährdete – Verein für Suizid-
prävention**
Bahnhofsallee 26, 31134 Hildes-
heim, Tel. 0 51 21-5 88 28 oder
-51 62 68

**Der Ring e.V., Kontakt für
Menschen in seelischen Not-
lagen und Angehörige**
Ilseder Str. 39, 31226 Peine,
Tel. 0 51 71-5 21 21

**Hilfe zum Weiterleben – AK für
Selbstmordverhütung u. Krisen-
beratung e.V.**
Postfach 1818, 32708 Detmold,
Tel. 0 52 31-3 33 77

**Psychosozialer Krisen- und
Notfalldienst der Stadt
Bielefeld**
August-Bebel-Str. 92,
33602 Bielefeld, Tel. 05 21-51 67 28

**Krisenberatung Hilfe für Selbst-
mordgefährdete**
Johanneswerkstr. 12, 33611 Bielefeld, Tel. 05 21-8 30 42

Die Brücke – Beratung für Menschen mit seelischen Problemen
Löher Str. 37, 36037 Fulda, Tel. 06 61-7 30 23

Krisenberatung
Parkstr. 8a, 38102 Braunschweig, Tel. 05 31-22 01 10

Die Arche, Verein für psychosoziale Hilfen e.V.
Kommißstr. 5, 38300 Wolfenbüttel, Tel. 0 53 31-2 78 49

POSTLEITZAHL 4...

Krisen- und Kontaktzentrum
Virchowstr. 10, 44263 Dortmund, Tel. 02 31-43 50 77

Psychiatrisches und neurologisches Gesundheitsinstitut für Lebensberatung
Willi-Becker-Allee 10, 40227 Düsseldorf, Tel. 02 11-8 99 53 91

Krisenbegleitung
Vom-Rath-Str. 10, 47051 Duisburg, Tel. 02 03-2 26 56

Verein für Suizidprophylaxe und Krisenbegleitung Münster
Spiekerhof 44, 48143 Münster, Tel. 02 51-51 90 05 Internet: www.muenster.org/krisenhilfe

POSTLEITZAHL 5...

Psychosoziale Arbeitsgemeinschaft Köln
Neumarkt 15–21, 50667 Köln, Tel. 02 21-2 21 45 60

Michael-Franke-Stiftung
Quantius Str. 8, 53115 Bonn, Tel. 02 28-69 69 39

Arbeitskreis Suizidgefährdete
Meckenheimer Str. 85, 53179 Bonn, Tel. 02 28-34 35 63

Tecum – Verein zur Betreuung suizidgefährdeter Menschen e.V.
Rizzastr. 14, 56068 Koblenz, Tel. 02 61-98 44 40

Kontakt- u. Krisenhilfe im Ennepe-Ruhr-Kreis e.V.
Wilhelmstr. 13, 58332 Schwelm, Tel. 0 23 36-1 84 08

POSTLEITZAHL 6...

Beratungsdienst Hauptwache
Hauptwache, 60313 Frankfurt/Main, Tel. 0 69-29 27 11

Krisenintervention der Städtischen Kliniken Darmstadt
Grafenstr. 9, 64283 Darmstadt, Tel. 0 61 51-10 71

POSTLEITZAHL 7...

Psychosoziale Beratungsstelle für Selbstmordgefährdete und Menschen in Lebenskrisen
Kartäuserstr. 77, 70104 Freiburg, Tel. 07 61-3 33 88

Arbeitskreis Leben e.V.
Schöllkopfstr. 65, 73230 Kirchheim, Tel. 0 70 21-7 50 02

**Arbeitskreis Leben
Stuttgart e.V.**
Eierstr. 9, 70199 Stuttgart,
Tel. 07 11-60 06 20,
Fax 07 11-6 07 91 69
E-Mail: ak-leben-stgt@t-online.de

Arbeitskreis Leben e.V.
Österbergstr. 4, 72070 Tübingen,
Tel. 0 70 71-1 92 98 oder -92 21-0

Arbeitskreis Leben e.V.
Frickenhäuser Str. 16, 72622 Nür-
tingen, Tel. 0 70 22-3 91 12

Arbeitskreis Leben e.V.
Weinsberger Str. 45, 74072 Heil-
bronn, Tel. 0 71 31-16 42 51

Arbeitskreis Leben e. V.
Hirschstr. 118, 76137 Karlsruhe,
Tel. 07 21-81 14 24

Kontaktkreis Leben
Aspenweg 25, 78727 Oberndorf-
Neckar, Tel. 0 74 23-36 04

**Arbeitskreis Leben
Reutlingen e.V.**
Karlstr. 28, 72764 Reutlingen,
Tel. 0 71 21-1 92 98,
Fax 0 71 21-4 44 12

Sorgentelefon für Erwachsene
79641 Schopfheim,
Tel. 0 77 62-90 01

Arbeitskreis Leben e.V.
Artur-Gruber-Str. 70, 71065 Sindel-
fingen, Tel. 0 70 31-98 20 06,
Fax 0 70 31-98 22 14

Atriumhaus
Bavariastr. 11, 80336 Müchen,
Tel. 0 89-7 67 80

**Die Arche – Selbstmord-
verhütung und Hilfe in
Lebenskrisen e.V.**
Viktoriastr. 9, 80803 Müchen,
Tel. 0 89-33 40 41

**Ehe- Familien- und
Lebensberatung**
Jesuitenstr. 4, 85049 Ingolstadt,
Tel. 08 41-30 91 11

**Kriseninterventionsstation des
Bezirkskrankenhauses Haar**
Ringstr. 12, 85540 Haar,
Tel. 0 89-45 62 34 00

**Psychiatrisches
Landeskrankenhaus**
88214 Weissenau-Ravensburg,
Tel. 07 51-7 60 10

**Ambulanter Krisendienst
Nürnberg/Fürth**
An den Rampen 29, 90443 Nürn-
berg, Tel. 09 11-4 24 85 50
(Mo.-Do.: 18–24 Uhr; Fr. 16–24
Uhr; Sa./So.: 10–24 Uhr),
Fax 09 11-4 24 85 58

Die Brücke – Lebensberatung
Kirchenplatz 2, 91054 Erlangen,
Tel. 0 91 31-2 59 64,
Fax 0 91 31-2 57 38,
E-Mail: OffeneTuer.Erlangen@
t-online.de

**Krisendienst Horizont –
Hilfe bei Selbstmordgefahr**
Hemauer Str. 8, 93047 Regensburg,
Tel. 09 41-5 81 81

**Soziale Beratung im Diako-
nisch-Sozialen-Zentrum**
Elsässer Str. 9, 96450 Coburg,
Tel. 0 95 61-2 77 21

**Sozialpsychiatrischer Dienst der
Würzburger Brücke e. V.**
Juliuspromenade 3, 97070 Würz-
burg, Tel. 09 31-5 54 45

**Krisendienst Würzburg – Hilfe
bei Selbstmordgefahr**
Kardinal Döpfner Platz 1, 97070
Würzburg, Tel. 09 31-57 17 17

GRUPPEN FÜR ANGEHÖRIGE

*Diese Adressen sind für Angehörige
und Betroffene geeignet, die sich
selbst langfristig helfen wollen.*

**Landesverband Sachsen der An-
gehörigen psychisch Kranker
Kontakt- und Beratungsstelle
»Wege e.V.«**
Monika Schöpe
Viertelsweg 62–64
04157 Leipzig
Tel./Fax 03 41-9 04 69 35

**Landesverband Sachsen-Anhalt
der Angehörigen psychisch
Kranker e.V.**
Karin Hanschke
Talstraße 32b
06120 Halle (Saale)
Tel. 03 45-5 50 48 56

**Landesverband Thüringen
der Angehörigen psychisch
Kranker e.V.**
Geschäftsstelle Landesfachkranken-
haus für Psychiatrie und Neurologie
Irene Norberger
Bahnhofstraße 1 a
07641 Stadtroda
Tel./Fax 03 64 28-5 62 18

**Nationale Kontakt- und Infor-
mationsstelle zur Anregung und
Unterstützung von Selbsthilfegruppen (NAKOS)**
Albrecht-Achilles-Straße 65
10709 Berlin-Wilmersdorf
Tel. 0 30-8 91 40 19

**Landesverband Berlin
der Angehörigen psychisch
Kranker e.V.**
Marianne Bredendiek
Albrecht-Achilles-Straße 65
10709 Berlin
Postfach
Tel. 0 30-8 91 60 85

**Landesverband der
Angehörigen psychisch Kranker
Brandenburg e.V.**
Frank Richter
Kirchplatz 16
14712 Rathenow
Tel./Fax 0 33 85-50 35 33

**Landesverband Mecklenburg-
Vorpommern
der Angehörigen und Freunde
psychisch Kranker e.V.**
Helmut Hartig, Gemeinsames Haus
Henrik-Ibsen-Straße 20
18106 Rostock (Evershagen)
Tel./Fax 03 81-72 20 25

Landesverband Hamburg der Angehörigen psychisch Kranker e.V.
Ingrid May
Bramfelder Chaussee 373 b
22175 Hamburg
Tel. 0 40-6 42 67 80

Landesverband Schleswig-Holstein der Angehörigen psychisch Kranker e.V.
Ernst Maß
Volkerstraße 14
23562 Lübeck
Tel. 04 51-4 98 89 29 oder
-50 17 83
Fax 04 51-4 99 43 36

Arbeitsgemeinschaft der Angehörigen psychisch Kranker in Niedersachsen und Bremen e.V. (AANB)
Rose-Marie Seelhorst
Wedekindplatz 3
30161 Hannover
Tel. 05 11-62 26 76
Fax 05 11-62 49 77

Landesverband Nordrhein-Westfalen der Angehörigen und Freunde psychisch Kranker e.V.
Gudrun Schliebener
Plöniesstraße 2–4
48153 Münster
Tel. 02 51-79 05 93
Fax 02 51-79 97 96

Bundesverband der Angehörigen psychisch Kranker e.V.
Thomas-Mann-Straße 49 a
53111 Bonn
Tel. 02 28-63 26 46
Fax 02 29-65 80 63

Landesarbeitsgemeinschaft der Angehörigen psychisch Kranker Rheinland-Pfalz
Mcnika Zindorf
Obere Zahlbacher Straße 8
55131 Mainz
Tel. 0 61 31-5 39 72

Landesverband Hessen der Angehörigen psychisch Kranker e.V.
Prcf. Dr. Reinhard Peukert
Ludwigstraße 32
63067 Offenbach
Tel. 0 69-81 12 55
Fax 0 69-81 12 53

Landesverband Saarland der Angehörigen psychisch Kranker e.V.
Irma Klein
Königsberger Straße 42
66´21 Saarbrücken
Tel./Fax 06 81-83 16 82

Landesverband Baden-Württemberg der Angehörigen psychisch Kranker e.V.
Karlheinz Walter
Hardtwaldweg 19
71229 Leonberg
Tel./Fax 0 71 52-5 92 63

Landesverband Bayern der Angehörigen psychisch Kranker e.V.
Ursel Thamm
Lardsberger Straße 135
80339 München
Tel. 0 89-5 02 46 73

INTERNETADRESSEN

Für Patienten, Betroffene und Angehörige:

www.kompetenznetz-depression.de

Das Kompetenznetzwerk Depression liefert umfangreiche Informationen zur Krankheit.

www.Selbsthilfe-Forum.de

Online-Vermittlung von Selbsthilfegruppen. Darüber hinaus bietet es Selbsthilfegruppen, -vereinen und -initiativen die Möglichkeit, ihre Arbeit und Ziele im Internet darzustellen und Kontakte zu knüpfen.

www.lichtblick99.de

Die Online-Zeitschrift aus der Psychiatrie-Szene Mecklenburg-Vorpommerns liefert zahlreiche Kontaktadressen und Informationen.

www.psychiatrie.de

Der Bundesverband der Psychiatrie-Erfahrenen stellt Mailinglisten, Informationen, Verbände und Links zur Verfügung.

www.med.uni-muenchen.de/psywifo

Homepage der Psychiatrischen Uniklinik LMU München.

www.psychiater.org

Das Münchner Gesundheitsnetz ist ein wissenschaftlich basierter Informationsdienst im Bereich Psyche: Verschiedene Online-Tests, Mailinglisten, Therapeutenliste.

www.zwaenge.de

Die Deutsche Gesellschaft für Zwangserkrankungen mit einer Bibliothek, Aufsätzen, Links und Selbsthilfe.

www.telefonseelsorge.de

Die Telefonseelsorge bietet kostenlose und anonyme Beratung via E-Mail und in Zukunft auch im Gruppenchat an.

www.medizinfo.com/kopfund-seele/depression/depression.htm

MedizInfo liefert Informationen für Patienten und Angehörige. Depressive Erkrankungen nach der Schwangerschaft, Depressionsformen erkennen und verstehen, Behandlung depressiver Erkrankungen, Bücher und Links zu allen Themen.

www.kuckuck.solution.de

Wie erkenne ich, ob ich an einer Depression leide? Was ist eine Depression? Was können Angehörige tun? Was können Betroffene tun?

Register

Die Autorin:

Maria-E. Lange-Ernst ist freie Medizin- und Wissenschaftsjournalistin, Vorsitzende des Kollegiums der Medizinjournalisten und der LAG (Lust auf Gesundheit) e.V. Sie hat zahlreiche Artikel und Bücher zu medizinischen, ernährungswissenschaftlichen und gesundheitspolitischen Themen verfasst.

Wichtiger Hinweis

Die im Buch veröffentlichten Ratschläge wurden mit größter Sorgfalt von Verfasserin und Verlag erarbeitet und geprüft. Eine Garantie kann jedoch nicht übernommen werden. Ebenso ist eine Haftung der Verfasserin bzw. des Verlages und seiner Beauftragten für Personen-, Sach- oder Vermögensschäden ausgeschlossen.

Bildnachweis

Umschlagfoto: Mauritius/Power Stock
Fotos: dpa S.1; Fotex/Ingo Wandmacher/R.Zorin/A.Tränkner/U.Widmann/R.Jahns S. 13, 29, 32, 39, 85; IFA/IPP/Wolfg Schmidt S. 25, 44; Mauritius/Phototake/C.Bayer/SST (2)/Enzinger/Hubatka/E.Gebhardt/Poehlmann/S.Pearce/Kerscher S. 35, 46, 49, 53, 57, 61, 67, 73, 76, 79; Hans Reinhard S. 19, 21, 22, 63, 64; The Stock Market/Craig Hammell/Tom Stewart/Rob&SAS S. 42, 71, 81; Heidi Velten S. 12

Impressum

Die Deutsche Bibliothek – CIP-Einheitsaufnahme
Ein Titeldatensatz für diese Publikation ist bei der Deutschen Bibliothek erhältlich.

Midena Verlag, München
© 2001 Weltbild Ratgeber Verlage GmbH & Co.KG

Projektleitung: Franz Leipold
Redaktion: Annerose Sieck, Falkendorf
Herstellung: Gabriele Schnitzlein
Bildredaktion: Sylvie Busche (Ltg.), Doris Huber
Umschlagkonzeption: Kontrapunkt, Kopenhagen
Gesamtlayout und Satz: Cordula Schaaf, München
Reproduktion: Fotolito Longo, Bozen
Printed in Italy

ISBN 3-310-00710-3